自己就做得到！

1日5分鐘，搞定自律神經失調！

60秒
快速自我檢測表
失衡指數
立即掌握

AUTONOMIC INSTABILITY

【警】超過9成上班族，自律神經失調！
嚴重會導致猝死，主婦輕忽恐中風。

伊藤克人 監修
日本東急醫院健康管理中心 所長
日本東急醫院心理治療內科 主任醫師

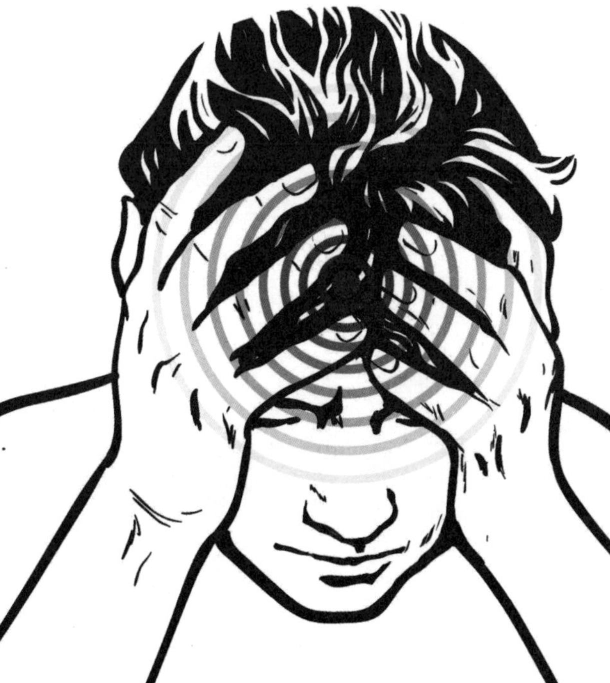

方舟文化

找不到病因，卻渾身不對勁

現代人100%罹患「自律神經失調症」

常在門診聽到患者跟我抱怨：「醫生…我最近老覺得身體很不舒服，可是去醫院檢查又找不到病因，症狀卻還是一直出現……怎麼辦？」有些患者聽到醫生回應說：「是你太過敏感了…別擔心…」反而又更加煩惱呢！或許這些暈眩、心悸或胃腸輕微不適等症狀，看起來沒有那麼嚴重，但如果有些症狀已經干擾到每天的生活，令人感到心煩不安，可不能只用「敏感」兩個字輕輕帶過。

事實上，為這類症狀苦惱的患者，多數已經出現本書所要討論的「自律神經失調」這種疾病，其症狀持續出現，並且雙向干擾正常人該有的生活和心情。我想，任何人都希望在工作職場、學校、家事或育兒生活中，過著更開心、更有自主性的生活，不想被突如其來的情緒失常或生理障礙給打亂陣腳吧！

「自律神經失調」是什麼樣的疾病？若自覺有這方面的問題該如何因應？本書詳細介紹對醫療院所提供的各項治療，特別是面對壓力該有的自我心理建設，以及人際關係的應對方式、日常有效紓解身心的方法，或是與食衣住相關的生活品質等，凡是「自己做得到的自療調理方式」本書皆多所著墨。我相信因自律神經失調所苦的患者，只要能夠持續本書建議的各種特效療法，必能及早平定混亂的身心症狀，重拾美好的生活品質。

東急醫院健康管理中心所長・東急醫院心理治療內科主任醫師　伊藤克人

1日5分鐘，搞定自律神經失調
有效改善自律神經失調的１０１種特效療法

PART 1 有關自律神經失調的基本知識
自律神經失調為何會出現各式各樣的症狀？

基本知識與自我檢測

PART 2 有效改善自律神經失調的１０１種方法
加強抗壓性&改善日常生活

每天的心理建設

放鬆&重生

檢視你的生活節奏

自我紓解常見的不適感

PART 1

有關自律神經失調的基本知識

自律神經失調為何會出現各式各樣的症狀?

☑自律神經失調的自我檢測

你有沒有以下這些症狀？

以下都是自律神經失調患者常見的症狀：

▼生理上的症狀

□頭痛
□常會耳鳴
□暈眩
□鼻塞
□胸悶不適
□常常感到心悸不舒服
□會覺得吸不到氧氣
□容易喘息
□吞嚥困難
□沒有食慾
□想吐或會吐
□感覺胃很不舒服
□常常拉肚子
□常會便秘
□肚子會脹氣，常常放屁
□皮膚變得非常敏感
□容易蕁麻疹
□身體老是覺得麻痺或疼痛
□手腳會顫抖
□肩膀或頸部肌肉出現痠痛感
□容易暈車
□身體容易倦怠
□很難入睡
□老是覺得很疲憊
□每到換季身體就出狀況
□身體會突然發燒或畏寒
□雖然熱卻不會流汗

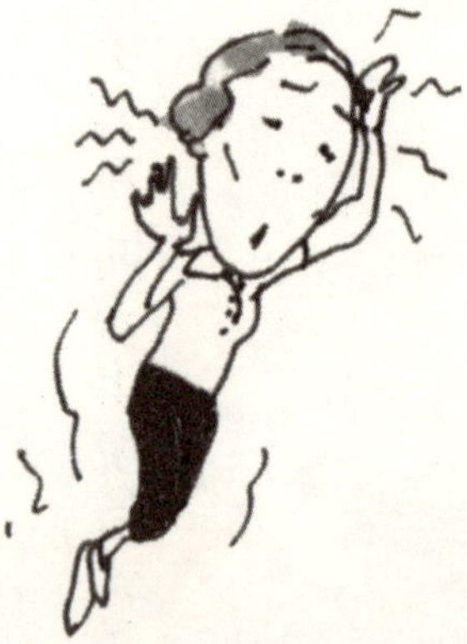

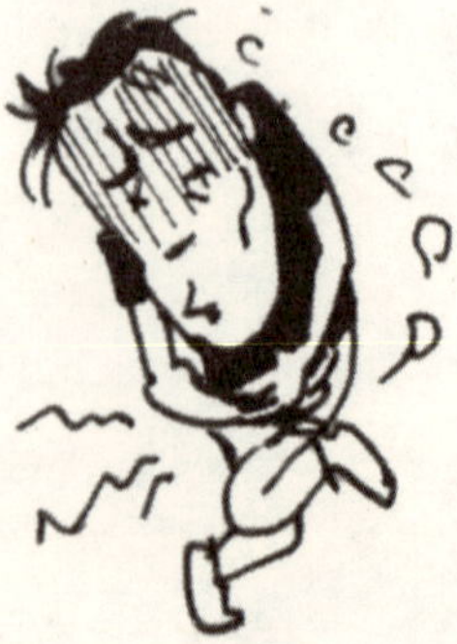

▼心理上的症狀

- ☐心情焦躁
- ☐無精打采提不起勁
- ☐無法集中注意力
- ☐情緒持續處於低檔
- ☐深感不安
- ☐容易緊張

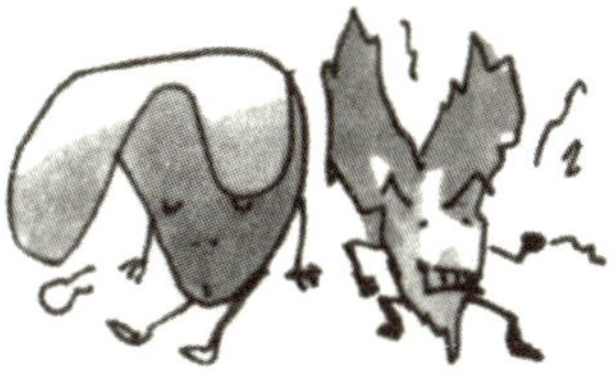

由上述的檢測項目可知，自律神經失調的症狀實在非常多元，看似沒有關聯的症狀，卻可能同時出現。若已服藥也未能有效改善這些症狀，請再度前往醫療院所檢查，確定是否有自律神經失調的問題。

該看哪一科門診？

建議看「身心科」‧「心理治療內科」門診

幾乎所有自律神經失調的患者，一開始都會根據自己出現的片面症狀選擇看診的科別。例如，有心悸問題看心臟專科、感覺暈眩會看耳鼻喉科……。可是，一檢查又找不到異狀，往往只會從醫生那裡聽到：「沒有問題啊…」「先觀察一陣子吧！」這樣的回答。就算吃了藥，症狀也沒有改善，又開始週旋於各科診間看診的患者也不少。

為了在症狀初期就即時接受適當的治療，建議患者可以看「身心科」。「身心科」不僅針對生理症狀，也治療心理上的問題，能提供患者全方位的治療。

你應該了解的自律神經功能

自律神經失調是什麼樣的疾病？

「即使檢查也找不出異常」是其特徵

所謂的「自律神經失調」顧名思義，就是因自律神經失去平衡所引起的疾病。如同前面的「自我檢測」項目（P.10）所示，患者會出現各式各樣生理或心理上的症狀，有人長期都出現某一種症狀，也可能暈眩、心悸或下痢等沒有關聯的多種症狀輪流或同時出現。但是通常經過醫生檢查，內臟或其他器官並沒有異常的現象出現——這就是自律神經失調的一大特徵。

「交感神經」與「副交感神經」失去平衡導致發病

為何患者身上找不出異常，卻又出現各種不舒服的感覺呢？

其實，這跟自律神經密布於全身，不需透過自己的意識，但卻控制了身體的各種機能有密切關係。

自律神經失調之症狀特徵

生理症狀	心理症狀	全身症狀
頭痛、耳鳴、心悸、喘息、胃痛、下痢等，身體各處都會出現不適感和症狀。	焦躁、不安、情緒低落、注意力變差等症狀。	倦怠感、失眠、微燒、腳步蹣跚、倦懶症狀。

每個人的失調症狀不一，差異性很大，
也會受到個性、體質與當天心情的影響。

引發自律神經失調的5種類型

1 **與體質有關的類型**
好發於平常走路腳步就比較不穩或容易暈車者，屬於自律神經容易失調的體質。

2 **與荷爾蒙有關的類型**
好發於更年期女性，常被當作是頭暈、肩膀痠痛或頭痛等更年期障礙，有時也會出現心理上的症狀。

3 **與神經症狀有關的類型**
除了生理上的失常，也會出現緊張或不安等情緒問題。好發於個性比較會操心，或對事情比較看不開的人。

4 **與憂鬱有關的類型**
除了生理上的症狀，還會明顯出現情緒抑鬱、無力、憂鬱等心理上的症狀。

5 **與身心症有關的類型**
壓力是發病的原因，也會明確出現胃潰瘍、大腸激躁症、偏頭痛等生理上的疾病。

自律神經分為「交感神經」與「副交感神經」。交感神經於白天、身體活動和運動的時候，或是興奮、緊張的狀態下，其作用特別的活絡；反之，副交感神經在夜間、睡眠中或放鬆、休息時，作用特別活絡。這兩種神經負責接收腦部下視丘的指令，以因應外在環境、身體狀態或情緒等作出反應，相互維持平衡來調整人體的各種機能。

舉例來說，當我們活動身體時，交感神經的作用變強，心跳或呼吸自然會加速，這是為了補充運動時所消耗的氧氣。另外，大量地流汗是為了讓運動時上升的體溫下降。相反的，當身體放鬆休息時，副交感神經的作用變強，心跳或呼吸跟著變慢，這是因為基礎代謝率下降，人體為了減少能量消耗，且並保有剩餘體力而有的本能反應。

再者，遭遇恐怖事件時，身體會啟動防禦機制，使交感神經處於優勢地位，一口氣讓血壓上升，心跳與呼吸都加速。等恐懼感過了，變成副交感神經處於優勢地位時，血壓、心跳或呼吸就會慢慢地恢復正常狀態。

如果自律神經失調，人體就無法呈現正常的反應，像是即使身體沒有特別活動，卻出現心跳或呼吸加速、猛流汗等異常症狀，這就是神經失調的重要警訊。

自律神經為末梢神經系統之一

末梢神經系統

分布於全身，在腦與各器官間交換情報。

體性神經

憑自己的意識來活動身體各部位的神經。

自律神經

與自我意識無關，自動調整身體各機能的神經。

運動神經

負責掌控身體各部位的動作。

感覺神經

透過視覺、聽覺、觸覺等感覺將情報傳到腦部。

交感神經

在白天、活動時或精神亢奮時發揮作用。

副交感神經

在夜晚、睡眠休息時或精神穩定時發揮作用。

人體的神經系統可分為「中樞神經系統」與「末稍神經系統」。所謂的中樞神經系統是指腦與脊髓；而末稍神經系統則是聯繫中樞神經與全身各部位的神經系統。「自律神經」就是末稍神經系統之一，可接收位於腦部下視丘的指令，發揮各種作用。

腦部的功能與自律神經

大腦新皮質

掌控知性、理性、意識等高階精神活動。

下視丘

為自律神經與內分泌中樞、生命恆定狀態的指揮中心。

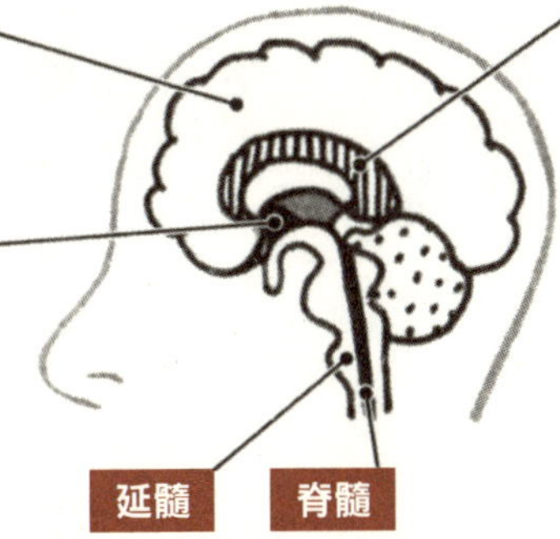

大腦邊緣系統

可以產生食慾等本能需求、快感、不快感或喜怒哀樂等感覺。

自律神經

可透過延髓與脊髓，在身體各個器官發揮作用並調整機能。

於大腦邊緣系統產生的情感或感覺，會經過大腦新皮質的調整，再傳往下視丘。在下視丘的指令下，自律神經負責維持平衡運作，在各器官發揮作用傳送情報。

自律神經控制生命的各項機能

人類之所以在任何環境下，都能讓體溫、血壓、心跳數或免疫機能維持正常的運作，是因為人體擁有維持生命恆定狀態的機制，確保體內能相互平衡，而負責調整此一機制的樞紐就是腦部的「下視丘」。

自律神經接收下視丘的指令做出各種反應，以維持生命的恆定狀態，與「內分泌系統」同被視為維持生命恆定狀態的兩大系統，負責調整身體各個器官，或維護免疫系統的正常機能。

自律神經、內分泌系統、免疫系統互有影響

自律神經與內分泌系統都由下視丘所掌控，彼此有很大的影響。

例如，自律神經失調好發於女性，常以更年期障礙的症狀出現，在懷孕、生產時特別容易有自律神經失調的困擾，也是受到荷爾蒙紊亂的影響。

此外，自律神經的功能也會反映在免疫系統上。如交感神經作用過強，免疫細胞的顆粒球與淋巴球就會失去平衡，導致免疫力下降。反之，若副交感神經作用過強，會引發身體過度的過敏反應，造成各種形式的過敏症狀。

交感神經與副交感神經呈現完全不同的反應

當交感神經處於優勢時		當副交感神經處於優勢時
擴大	**瞳孔**	縮小
抑制分泌	**淚腺**	促進分泌
量少而變濃	**唾液腺**	量多而變淡
亢進	**發汗作用**	減少
增加	**心跳數**	減少
增加	**呼吸數**	減少
上升	**血壓**	下降
收縮起雞皮疙瘩	**皮膚**	鬆弛
蠕動減少	**胃腸**	蠕動增加
抑制消化液分泌	**消化道**	促進消化液分泌
抑制排尿	**膀胱**	促進排尿

自律神經系統包括「交感神經」與「副交感神經」，兩者共同形成人體生命機能的運行，並且皆不能由人的意識來控制，可說是全自動的功能網絡。

◎ **交感神經**—主要為促進功能。讓人提高警覺、保持專注力、加強應變功能與 工作表現。

◎ **副交感神經**—具有抑制性。負責讓人體能放鬆、休息、睡眠，保持必須的體能。

誰都可能出現自律神經失調

「壓力」與「不規律的生活」是最大的主因

●充滿壓力的現代人，常讓交感神經處於優勢

所謂的「壓力」是指在某種壓力來源的刺激下，心理感到有所負荷、有壓力感的狀態。儘管沒有自覺，但人一感受到壓力，身心就會陷入緊張狀態，交感神經的作用變得活絡，這是人類與生俱來的正常防禦機制。等壓力消失，身心不再緊繃，交感神經的作用才會沉寂下來，而副交感神經的作用則開始變強。

可是，若長期受到壓力或突然承受過大的壓力，交感神經會持續處於優勢地位，導致跟副交感神經的切換機制出現問題，進而造成自律神經失調。

所以，身處於充滿壓力的現代社會，每個人常常承受了或大或小的壓力，身心持續處於緊繃狀態，正可說是一個常讓交感神經取得優勢地位的狀態呢！

壓力、腦部功能與自律神經失調的關係

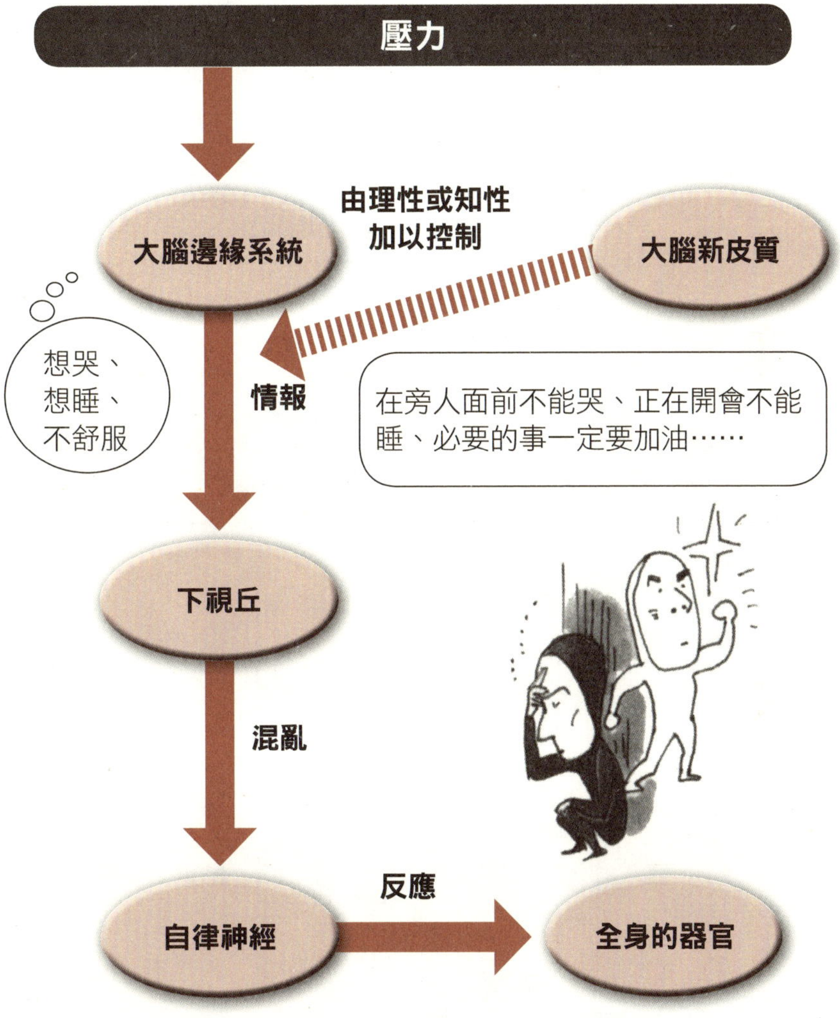

大腦邊緣系統會對壓力產生感覺，透過大腦新皮質用理性或知性加以控制，再將情報傳給下視丘。若壓力過大或時間過長，來自大腦邊緣系統的情報無法順利傳達，下視丘會陷入混亂狀態，即導致自律神經失調。

很多事情都會成為壓力的來源

心理上的壓力	親近的人過世、生病、對健康或未來感到不安、工作上承受重任、失敗、憤怒等情緒。
生理上的壓力	生病、受傷、不規律的生活、過勞。
人際關係上的壓力	跟家人或別人相處出現問題。
社會性的壓力	工作上（升遷、降級、失業、離職、加班、應酬等）、課業（入學、轉學、退學、畢業等）。
物理性的壓力	冷熱感、氣壓的變化等。
外在環境的壓力	災害、噪音、公害、燈光照明、花粉症等。

●日常生活充滿壓力的來源

一提到壓力來源，我們馬上會聯想到生病、親近的人過世、欠債、職場或人際關係上的困擾等讓人感到不舒服的事情。其實即使是升遷、結婚或考試及格等讓人開心的事情，身心同樣會受到巨大變化的刺激，也會成為壓力的來源。

雖常聽人說：「適度的壓力可成為身心的助力」，但壓力若超過當事者可承受的範圍，就會對心理產生不良影響，甚至造成自律神經失調。

對心理產生不良影響的壓力來源可大致分成兩種：①過大的變化、②反覆出現的變化。可見保持生活的「穩定感」、「安逸感」，對神經系統的平衡與健康是非常重要的事。

以下這種人比較容易自律神經失調

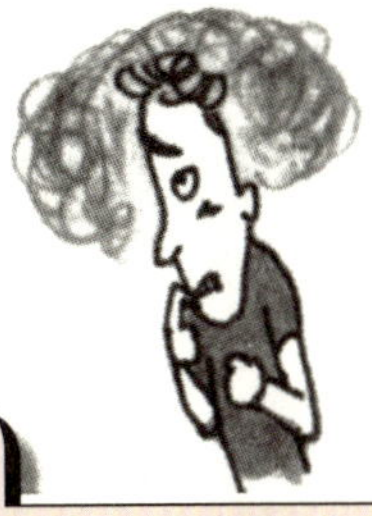

體質

- 體質虛弱
- 體型纖瘦
- 過敏體質
- 低血壓
- 容易下痢或便秘
- 月經異常

個性

- 容易煩惱想不開
- 一絲不苟
- 依賴性很強
- 情緒轉換不佳
- 很介意旁人的眼光
- 很在意頭銜或地位

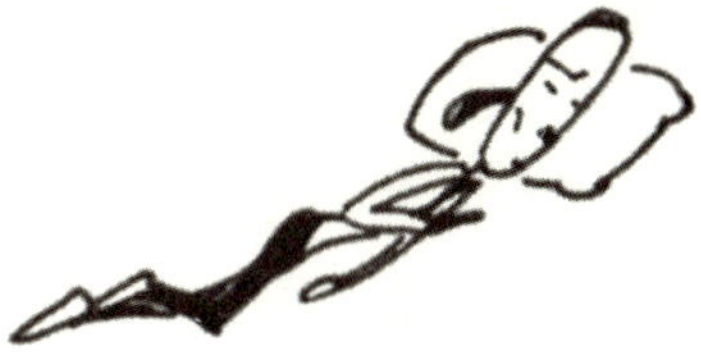

●每個人處理壓力的方式不一樣

即使面臨相同的壓力，有的人會自律神經失調，但也有人不會。自律神經失調會不會發病，跟當事者因應壓力的方式、與生俱來的體質或個性、思考模式都有密切的關係（P.34）。

此外，儘管自覺沒有受到壓力，但無意識中陷入無理地「過度適應」（P.32）的人也不少。這時若不儘早有自覺的找出紓解壓力的方法，生理與心理也很容易出現問題。

壓力、個性和先天體質，是造成自律神經失調的三大主因。學習真心接受挫折、失敗與不完美，當作是人生必然的事，並且調整生活作息、適當飲食，積極改善自己的體質，就能大幅遠離身心失調的症狀。

●不規律的生活造成自律神經失調

人類應該是白天起來活動，晚上好好休息，配合日升日落的規律性來維持正常的生理節奏。而自律神經也順應此節奏，讓交感神經與副交感神經保持平衡狀態，以調整全身各種機能的和諧。

以血壓為例，晚上睡覺時最低，早上起床時最高。而體溫的話，上午較低，之後慢慢升高，到傍晚6點左右最高，晚上體溫開始下降。

人體的心跳數、體溫、荷爾蒙的分泌或免疫力等，也都配合這樣的節奏來運作，這些生理節奏可說是維持生命的本能性機能呢！一旦發生失調，整個人的身心就顯得錯亂失序，

要留意季節的更替！

自律神經為了讓人體內環境維持穩定狀態，當身體感覺冷時會啟動交感神經，收縮血管或緊閉毛細孔，以避免體溫流失。另一方面，到了炎熱的夏季時，為了要降低體溫，人體會啟動副交感神經，讓血管擴張、促進排汗。

如果每到季節更替時，身體就會出狀況而感到不適的人，大都是因為氣溫或天候變化時，自律神經調整狀況不佳，或變得不穩定的緣故。

現代人常進出冷氣房，室內室外溫差過大，導致自律神經失調的病例也非常多。根據研究，人類的身體可以快速因應的溫差範圍為5℃上下，太冷或太熱都要注意採取調節緩和的措施。

甚至會危及性命。

可是，在現代社會很多人都漠視這樣的生理節奏，過著作息不規律的生活。長期持續夜生活、不定時的飲食、缺乏足夠休息、加班或徹夜不眠的工作等，都會弄亂生理節奏，使交感神經長期處於優勢地位，造成自律神經失調的嚴重後果。

生活節奏與自律神經的關係

不規律的生活

夜生活、熬夜

夜遊

不規律的飲食習慣

熬夜加班

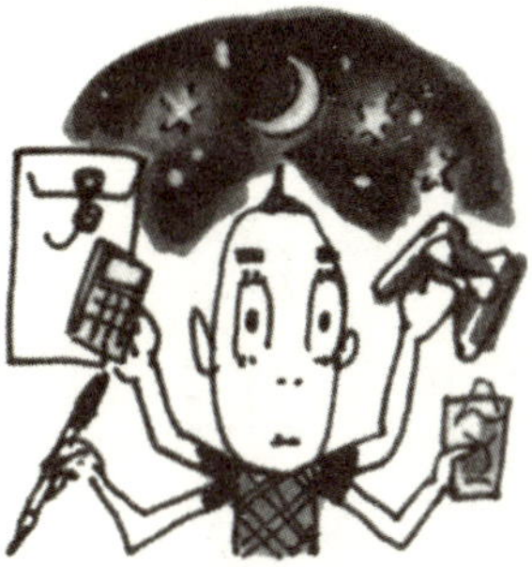

交感神經持續發揮作用，
副交感神經失去優勢地位。

在正常的生理節奏中，夜間應該是休息與睡覺的時間，副交感神經處於優勢地位。夜間若持續清醒或活動，交感神經反處於優勢地位，就無法順利切換到副交感神經上。

↓

當自律神經一失調，就無法調整身心狀態的平衡，進而引發各式各樣的症狀。

檢查與治療

自律神經失調的治療流程

●心理、藥物、生活全方位的治療

自律神經失調的治療方式，主要是以「心理治療」和「藥物治療」兩種方法雙管齊下，從生理與心理兩個層面著手。而生活型態或生活節奏等也會影響發病，所以積極改善不良的生活習慣很重要。也就是說，自律神經的治療方法是針對身、心兩層面，以及整個生活作息、飲食管理，進行調整的「全方位」的治療。

自律神經失調的治療計畫，也必須根據每個患者的狀況來做決定。不管是先解決難受的症狀，或是從根本解決精神上的問題，都應該詳盡的了解患者的人格特質與生活狀態，並諮詢患者的意見，再決定治療的方式。無論是因為壓力還是生活型態引發自律神經失調，唯有掌握個人不同的致病因素，從「因素」來破解，才能量身訂做出最合適有效的治療策略。

●心理測驗也是檢查的一環

若懷疑自己有自律神經失調的問題，可找醫師進行諮商。針對症狀告知醫師自己的生活型態、個性傾向等，讓醫師診察這些症狀是否真的有異常，如果有需要，再進行更深入的自律神經機能檢查與心理測驗。

不管是檢查或是治療，醫師會質詢有關患者日常的生活、習慣、思考模式、個性、壓力的因應方式，以及家庭或社會人際關係等，比較屬於個人隱私性的事情。

由於自律神經失調常跟心理狀態有很大的關係，醫師為了有效治療，很多事情必須弄明白，所以請務必配合，確實回答醫師的問題。

治療時需要進行這些檢查

面談	針對自覺症狀、生活型態、困擾或個性傾向等，好好跟醫師談一談。
↓	
診斷項目	配合症狀進行 X 光檢查、CT、腦波檢查、心電圖、血液檢查、尿液檢查等。
↓	
自律神經機能檢查	檢查自律神經的功能，可進行橫躺與站立時血壓變化的觀察，如 schellong test 起立試驗、皮膚反應等檢查。
↓	
心理測驗	回答假設性問題，有助醫師了解患者的壓力因應方式、個性傾向或憂鬱狀態等。

●透過「心理諮商治療法」發掘壓力所在

在心理治療中，醫生首先會仔細凝聽患者的對話，並且全然接受這些內容。患者在談話的過程中，也會慢慢整理出自己因為壓力而紊亂的情緒，然後，患者坦然接受自己有壓力的事實，再跟醫師一起商討如何因應這些壓力。

除此之外，也可採用「自律訓練法」、「行動認知療法」或「森田療法」等比較專業的心理治療方式。

●透過「藥物治療」改善不適症狀

在症狀嚴重的情況下，患者可服用藥物來減輕身心的不適感，相關藥物包括了頭痛或肩膀痠痛用藥、心悸或暈眩用藥、下痢或便秘用藥等對症療法的藥物，或是自律神經的調整藥物等等。

若因自律神經失調引發不安、情緒抑鬱或失眠等症狀，建議可先使用抗不安藥物、抗憂鬱藥物或助眠藥物，因為自律神經失調患者若出現精神方面的症狀，往往比生理上的不適感更難受，不妨先借助這些藥物來減輕痛苦，再尋求治根的方法。

治療時需要進行這些檢查

藥物治療 **可舒緩生理症狀的對症療法藥物、讓精神保持平穩的藥物，或改善自律神經機能的藥物等，需依照患者症狀決定用藥。**

- **對症療法藥物**——可減輕頭痛、暈眩、心悸、下痢等不適的生理症狀。
- **抗不安藥物**——有舒緩不安或緊張感，讓心情放輕鬆的效果，也能調整自律神經。
- **自律神經調整藥物**——針對控制自律神經的下視丘發揮作用，調整自律神經的平衡。
- **抗憂鬱藥物**——感到焦躁、無力、不安、情緒不佳時，均可使用這類藥物，通常要服用 1～2 週才能看到效果。
- **助眠藥物**——出現失眠、淺眠、容易驚醒等睡眠障礙時，可服用這類藥物。
- **荷爾蒙藥劑或維他命藥劑**——特別是女性出現荷爾蒙失調時可使用。
- **中藥**——根據體質或症狀開立處方，提升自我療癒能力，調整身心的節奏感。

心理治療 **可舒緩不安或緊張感，強化抗壓性，除了一般性的心理諮商，還有各式各樣的心理治療方法。**

- **一般性的心理治療**——接受「精神科醫師」或「身心科醫師」的諮商。
- **自律訓練法**——利用簡單的「自我催眠放鬆法」，以及從生活中訓練「緊張與放鬆」的節奏感。
- **行動認知療法**——重新檢視自己對事物的接受方式或行動模式，進而改變對壓力的因應方式，減輕不安或緊張感。
- **交流分析法**——檢視過去、現在與他人的交流方式，重點分析加以改善，重新因應人際關係上的壓力。
- **森田療法**——坦然接受自己目前的情緒和症狀，以積極的心情付諸行動，重新找回真正的自己。

物理治療 **針對症狀或體質採取針灸、按摩或指壓療法。**

生活指導 **試著改善目前的生活型態，重新找回正常規律的生活節奏。**

想改善症狀就要誠實面對自己

減輕壓力與改善生活雙向調整

●想改善失調症狀有3大重點

羅患自律神經失調，如果只想一味靠醫生來改善症狀，其實是不切實際的想法。因為導致自律神經失調的2大主因——「壓力」與「不規律的生活」，必需靠自己的努力才有辦法徹底改善。

另外，輕忽「被症狀所綁架」也是問題的重點。所以，要誠實面對自己，了解為何會出現自律神經失調？並重新檢視自己對事物的看法和想法，以及自己對壓力的因應方式是否不當，積極努力加以改善。

●治療的目的為何？

治療自律神經失調的目的，並不是要急著全部消除這些表面症狀。像心悸或暈眩等自律神經症狀，就算是健康的人偶爾也會有類似的感覺。所以，我們無法全部消除這些症狀，重要的是要理解原因，不要過度驚慌。儘可能減輕症狀，不被症狀所綁架地過生活，才是治療的最終目的。調整自己的生活步調，培養樂觀的心理，如此一來，才能真正心神安定，建立有益健康的生活方式。

改善自律神經失調的3大重點

1 重新檢視你的壓力

探索壓力的真實面貌，思考其因應方法。如果是怎麼都去除不掉的壓力來源，要改變與它對應的方式，培養具有更強抗壓性的心理建設（P.34），以「放鬆」和「重生」（P.68）的心態來因應壓力，重新思考對策。

2 改善不規律的生活

自律神經會隨著生理節奏進行運作。如果長期夜生活、不規律的飲食，或常常熬夜等不規律的生活方式，會破壞交感神經與副交感神經之間的平衡。所以，要以「睡眠」、「休息」、「規律的飲食」和「適度的運動」為 4 大重點，重新找回健康化的生活節奏。

3 不要「被症狀所綁架」

一直想治好症狀，過度的注意自己的症狀，就會「被症狀所綁架」。即使引發症狀的壓力來源已經消失，患者仍可能殘留著症狀，這稱為「症狀固定化」。這時應該接受有症狀也是無可奈何的事實，將重心轉到其它事物，或多進行其他活動，以減輕對症狀的注意力（P.40）。

與自律神經失調相關的疾病

■ 所謂的「自律神經失調」這個病名

「自律神經失調」這個病名，是指檢查時沒有發現生理異常，或疑似精神疾病，但尚未確診時所採用的病名。所以，每個醫師對自律神經失調的認知不同，也沒有一定的治療方針。

近來，伴隨自律神經失調的憂鬱症患者或神精病患者有增加的趨勢，但純粹只出現自律神經失調生理症狀的患者卻減少，病理的形成機制有待商榷。但因出現症狀的患者，如果沒聽到醫師告知任何病名，往往會感到很不安，為避免這些患者繼續「逛醫院」接受無意義的檢查，醫界才會沿用「自律神經失調」這樣的病名。

■ 有時會根據症狀賦予其它病名

一旦自律神經失調，全身可能出現各式各樣的症狀，其中如果出現較具有特徵的症狀，就會被當作代表性的病名。例如，會引起劇烈暈眩或耳鳴的「梅尼爾氏症」、讓人反覆下痢與便秘的「大腸激躁症」、因女性荷爾蒙失調引起的「更年期障礙」、頭部出現 10 元硬幣大小掉髮現象的「圓形脫毛症」、突然間喘不過氣來的「過度換氣症候群」等等，與自律神經失調相關的症狀和病名還有很多。

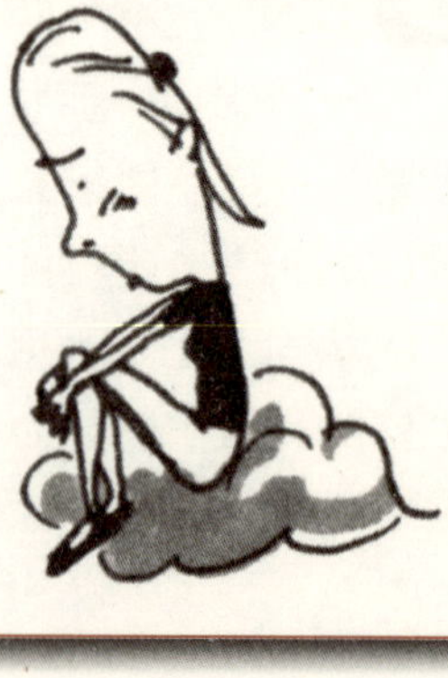

但要注意，有些其他重大疾病出現的症狀也很類似自律神經失調，千萬不要自行判斷，應給醫師確實檢查。另外，自律神經失調也可能隱藏著憂鬱症等心理疾病，要特別留意各種症狀。

PART 2

有效改善自律神經失調的101種方法

加強抗壓性&改善日常生活

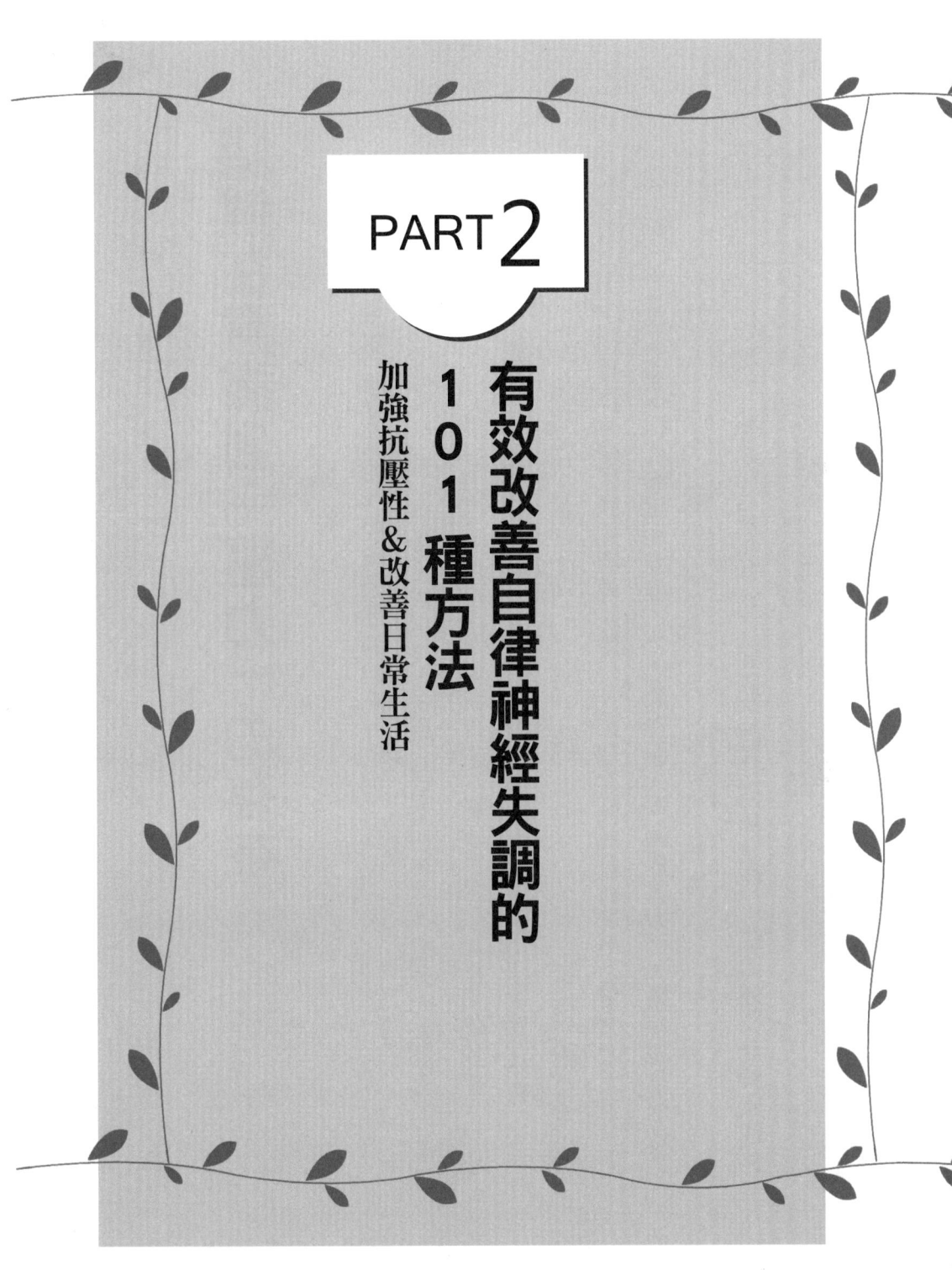

1

對壓力產生自覺

關鍵在意識到「壓力」的存在

●了解自己的心理狀態，找出因應的對策

儘管飽受壓力所苦，很多人依然沒有意識到壓力的存在。壓力的來源有很多方面（P.20），對自己來說什麼會造成心理負擔？有時確實無法找出所有的原因，特別是在已經習慣的生活環境下，我們很難意識到生活中潛藏許多壓力來源的事實。

所以，如果做過檢查但原因不明、持續出現某些生理症狀、情緒焦慮不安、缺乏專注力、一直都有憂鬱感等精神狀態時，請合理懷疑自己是不是壓力太大了。把重點放在重新檢視自己的生活環境、生活節奏與人際關係三方面，儘早讓自己意識到壓力的存在，才能做出解除壓力來源或疏洩壓力的方法。

從現在開始，就請每個人好好了解自己處於何種狀態，找出違反健康原則之處，並且幫自己找到最好的因應對策。

壓力自覺小叮嚀

潛藏於環境或習慣下的壓力很難被察覺。過度適應類型者，會無意識的囤積壓力。

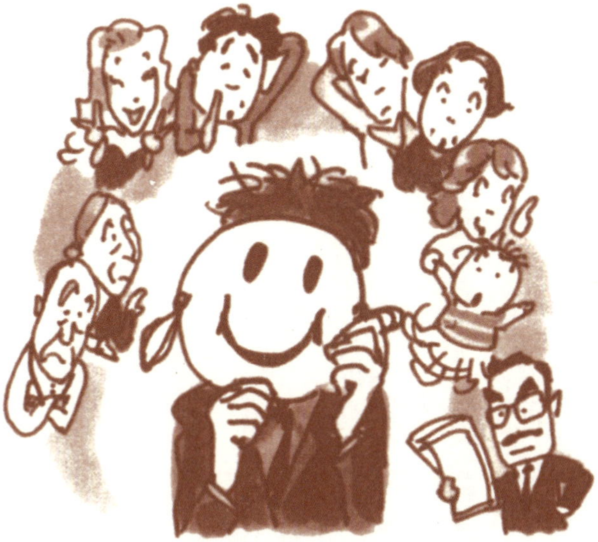

●「認真努力類型」者最不易察覺到壓力

做事一絲不苟、責任感很強、凡事要求完美的人，對於現狀會有「過度適應」的問題。所謂的「過度適應」，就是漠視自己的情感或需求，過度順應周遭的環境。像這樣為扮演好自己的角色或符合別人的期待，有時雖然感覺很吃力，卻仍然過度努力且勉強自己，結果反而會形成壓力。

個性上有這類傾向者，千萬不要忽視身心上的徵兆，當身、心開始出現某些症狀時，就應自覺自己已經陷入壓力狀態了。

2

心理建設

用客觀的角度，檢視自己對壓力的處理方式

●個性或思考模式，會影響自己對待壓力的方式

「壓力」是主觀地感受，某個人明顯感受到壓力的困擾，但是對別人來說，這件事卻可能完全沒問題，不算什麼困擾。

受到個性或思考模式的影響，每個人對壓力的感受方式不太一樣，對壓力的處理方式也有差異性。一樣都遭遇相同的壓力，有些人可以處理得很好，但也有人無法招架……，這都是因為處理壓力的方式跟每個人的個性、思考模式以及體質、身體狀況等內在因素有很大的關係。

●你是正面思考？還是負面思考？

比方說，凡事都持肯定、樂觀正面思考的人，即使碰上壓力，也會思索對策往前進，或適度轉換自己的心情，所以比較不容易囤積壓力。

心理建設小叮嚀

對待壓力的方式，會受個性或思考模式的影響。要用客觀的角度，觀察自己如何因應壓力。

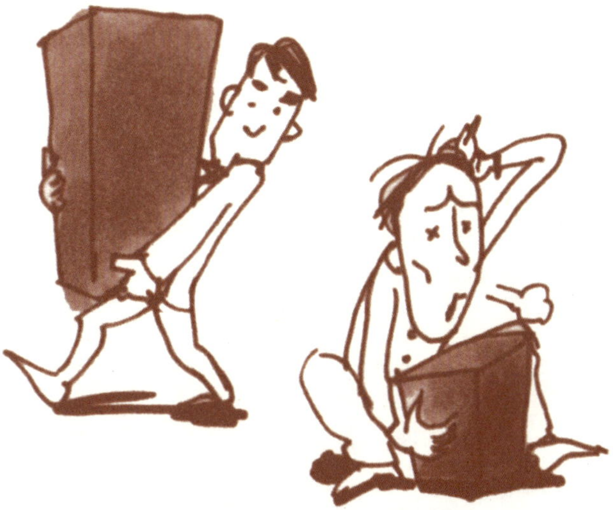

正面思考為強化抗壓性的心理建設之一。

反之，凡事都持否定、悲觀負面思考的人，容易往不好的方向想，情緒沮喪低落，如此經常性的累積壓力，就會造成自律神經系統的失調。

另外，當天的身體狀況或心情也會影響心理素質。像是昨天雖然告訴自己要往前看，今天卻一直往不好的方向想……，這是有些人常發生的狀況。

所以，要用客觀的角度好好觀察，當自己遇上壓力時，會出現何種心情？了解自己跟壓力的相處模式，從中找出因應壓力的最佳對策。

3

心理建設

修正容易累積壓力的「思考模式」

「認知扭曲」會引發的負面思考模式

一個人對於事物的看法或想法，稱為「認知」。所謂的「認知扭曲」，也可以解釋成「偏頗的思考模式或印象」，一旦認知出現扭曲，遇到問題就會不自主地出現否定又悲觀的想法，結果讓壓力增加，身心出現不適感，也會對行動產生不良影響。

經常作負面思考的人，大多都有認知扭曲的問題。你可以利用左頁的評估項目，自我檢視有沒有這樣的傾向。

如符合左表某一項目者，碰上類似問題時可以試著想一想：「沒有別種思考模式嗎？如果是別人會怎麼想呢？」如此反覆修正自己容易累積壓力的「思考模式」，就能逐漸培養具有彈性的新思維。

此外，專家所採用的「認知行動療法」，也能幫患者發掘認知扭曲的傾向，探索對事情有無其他看法或想法，屬於一種能馬上做出判斷的心理療法。

心理建設小叮嚀

思考方式一偏頗，就容易陷入負面思考。

經常探索其他想法，並適度地修正，可創造思考的彈性。

當心認知扭曲，找出別種思考方式

●雖然沒有證據，但馬上認為「一定是○○」的負面思考。

朋友都沒回信，一定是想避著我……。

你可以這樣想

➡ ・朋友可能太忙才沒有回信。
・朋友也想回信，只是一時忘了。

●一次不順利，就覺得自己完全不行了。

最近的工作面試都被拒絕，自己恐怕找不到工作了……。

你可以這樣想

➡ ・上回跟這回是兩回事，不去做怎麼知道結果。
・只要好好地準備，下次的面試一定會很順利。

●一有不順利的事情，就覺得全部都是自己的錯，而自責不已。

老公一直都無法戒菸，一定是我不夠支持他的緣故……。

你可以這樣想

➡ ・如果他自己沒有下定決心是無法戒菸的，跟我根本沒關係。
・他最好去戒菸門診找專家幫忙戒菸，當然我也會支持他。

●凡事只有黑或白兩種判斷。就算沒有效率也要做到完美……。

得到的一定要是金子，若是銀子就一點意義都沒有。

你可以這樣想

➡ ・雖然很遺憾不是金子，但就算是銀子，也是不錯的收穫。
・雖然很遺憾不是金子，但銀子也可以成為累積出金子的基礎。

4

心理建設

不安是一定會的，現在只做現在該做的事

●把目前的情緒當作事實，坦然地接受它

所謂「強化抗壓性」的心理建設，就是坦然接受壓力，稍稍改變內心的想法再行動，這是平衡情緒的重要方法之一。

而「坦然接受」也是基於「森田療法」（P.27）這種身心療法的思考方式，森田療法的主張包括以下兩大項：

(1)不需要去處理目前的身心症狀，而是純粹把它當作事實，「坦然接受」它的樣子。

(2)鼓勵患者去做原本應該做或想做的事，「淡然地」將它完成。

這時即使身心仍出現症狀，但在積極的行動下，患者依然能發揮原本擁有的「生存慾望」，以意念的力量減少被症狀干擾的程度（P.40）。

有了行動，心情變得較輕鬆

有人因為工作上的業績不佳，很擔心會被解雇，感覺十分不安，也無法專心地工作。其實，會不會被解雇是人生的大問題，任誰都會感到很不安，雖然自己也知道如此擔心不太好，但「不安的情緒」並不會消失。像這個時候，首先要坦然接受這個「不安情緒」存在的事實，由於目前會不會被解雇並不確定，所以先把不確定的事情擺在一邊，現在只去做現在該做的事情就好。

如此一來，專注於眼前的事情，等待時間自然的過去，就能淡化原本一直感到不安的情緒，且有機會發現新的判斷與感受。

專心去做「現在能做的事」，找到新的投入目標，就可以減輕壓力感。不要一直注意或刻意壓抑不安緊張的內心，把它視為「心理的自然面」，現在只專注於必要的事物，心情就會變得輕鬆起來了。

心理建設小叮嚀

負面情緒也是「心理的自然面」，無須抗拒。現在只專注於必要的事物，心情自然就變得輕鬆。

5

心理建設

越想「無感」於症狀，越會感受到症狀

●越想「無感」，反而成為壓力

如果是因為壓力導致自律神經失調，引發生理上出現不適症狀，這種情況即使經過檢查，也常常找不到異常和病因。如此一來，很多患者雖然知道「過度在意這些生理症狀不太好」，但是，越想「無感」於這些症狀，反而越在意這些症狀。這是因為想要無感於這些症狀時，這念頭就不會從腦海中消失，而且，個性上越是完美主義者、容易操心或不服輸的人，越容易有這樣的傾向。

如前面所說的「被症狀所綁架」，就是指不斷「盤算」自己症狀的輕重，一味想減輕症狀，反而會被症狀所牽絆。尤其花心思去盤算症狀卻未減輕時，心理會感到更加不安，反而形成新的壓力。所以，「坦然接受症狀存在的事實」，並淡然以對，才是最好的對策。

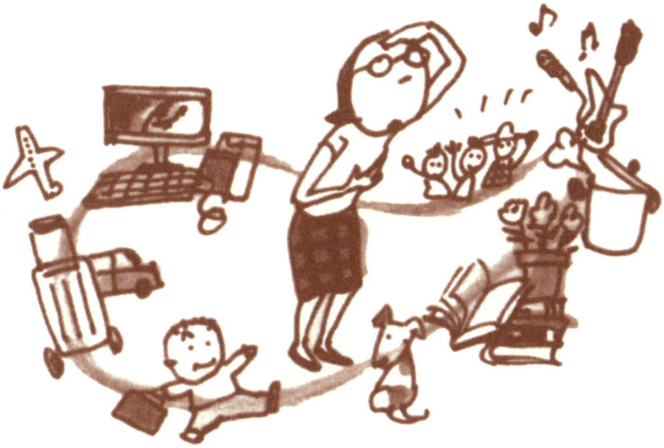

對其他事物分散注意力，也能減輕壓力

一旦被症狀嚴重綁架，那日常生活中只會看到以症狀為中心的狹窄視野，病況和不適感會更為加重。

其實生活中還有很多可以做的事，像工作、家事、育兒、人際關係或個人興趣，可試著讓自己的重心擺向這邊。

用更寬廣的視野過生活，藉由其他事物分散注意力，如此一來，就算出現症狀，也不會只注意到症狀。能從其他事物作不同的體驗，維持心靈的豐富與滿足，就可以減輕被失調症狀綁架的程度了。

心理建設小叮嚀

坦然接受症狀存在的事實。留意症狀以外的事物，減輕對症狀的注意力。

6

心理建設

全然接受不完美的結果

●盡了力就好，不完美是正常的

凡事若沒有做到完美，就會感到很不舒服的人，我們稱為「完美主義者」。這種人為了獲得自己想要的結果，往往比別人多努力一倍，對自己非常嚴苛。但在現實生活中，不管人再怎麼要求完美，結果卻常常不完美。

「想要求完美」的心，對自己並不是壞事。但是，還是應該坦然接受這樣的事實——再怎麼要求完美，有時還是會出現不完美的結果。而且，適時轉換心情，嘗試用新的方式繼續努力，也是避免累積壓力的要訣，可說是保持自律神經平衡的必要手段呢！

心理建設小叮嚀

再怎麼要求完美，也會出現不完美的結果。完美主義不是壞事，但也要坦然接受不完美的事實。

7

心理建設

跳脫「非這樣不可」的思考模式

●義務一增加，常逼得自己走投無路

你會不會在不知不覺中，凡事都有「非這樣不可」的念頭呢？平常責任感很強或很認真的人，為求每件事盡善盡美，最終會陷入凡事追求「都應該要這樣」「應該是這樣」的理想傾向。

有這樣的理想原本不是壞事，但「非這樣不可」的念頭，常常在不知不覺中為自己增加了義務，逼得自己走投無路。所以，有此傾向者，首先要把「非這樣不可」的思考模式，轉換成「這樣做比較好」或「可以的話就太好了」的念頭，並且讓自己知道什麼叫「過得去就可以了」。

心理建設小叮嚀

「非這樣不可」的思考模式，容易逼得自己走投無路。試著找出「現實條件」與「理想目標」之間的平衡點。

8

心理建設

先從可以解決的小事情做起

●感覺每件事都不順時，小小的安心感也很重要

同時出現好幾種困擾或煩惱時，人很容易就陷入「凡事都不順」的不安情緒中，或者是感覺其中某一種煩惱比其他問題嚴重許多，這稱為「煩惱單純化」。

首先，建議你從比較小、可以解決的事情做起。就算這不是什麼重大的大事，至少先解決一個困擾，就能獲得一點點安心感。

即使是小事情，若能逐漸累積這些安心感，心裡會越來越自在，也能試著從「凡事都不通」的困境裡走出來。

心理建設小叮嚀

凡事都不順時，先從可以做的事情做起。累積小小的安心感，就能產升心理的能量。

9

心理建設

緊張不是你的敵人，要接受它

越要求自己不要緊張，反而越緊張

有些人一站在別人面前就開始緊張，說話結巴，無法發揮原有的實力，展現不出原來的自己，而且旁人還會建議他們：「只要多累積經驗，就不會緊張了……」。

事實上，即使習慣這些場面，緊張感並不會消失，只要是人都會緊張。所謂的「累積經驗」是指——對事情先做足準備，雖然會緊張，還是要習慣這種場面。會緊張是人心自然的反應，不需要刻意削減它，應該坦然接受緊張感，好好面對每件事情。只要準備工作做得越充分，緊張感自然就會減輕一些。

心理建設小叮嚀

不需要刻意削減緊張感，把它視為理所當然。雖然緊張，但還是勇於面對每件事，這樣就很棒了。

10

心理建設

不要壓抑失去重要親友的哀傷

悲傷是重新站起來的必經過程

與重要的家人、朋友或愛人永別，勢必會衍生莫大的壓力。有些人悲傷得連呼吸都感到痛苦，對明天也不抱任何希望。但是，人心原本就具有這種「從悲傷中重新站起來」的恢復能力。

英國心理學家約翰・鮑比將失去重要的人事物之後，「空虛的喪失感逐漸恢復的過程」，稱為心靈的「悲傷工作」，整個過程可透過3個階段來表現：

(1)為何會失去？內心跟失去的現實提出抗議的階段。
(2)想要挽回些什麼？但結果是不可能，於是陷入十分絕望的階段。
(3)死心而接受事實，徹底明瞭再也無法挽回的階段。

一進入第(3)個階段，情緒會慢慢從失去的人事物轉向之外的其他事物，經過這樣的過程，才能完成「悲傷的工作」。

所以，一旦失去重要的親友，無需刻意壓抑傷痛，或勉強自己改變心理的念頭，將悲傷視為「心理的自然面」，好好「體驗悲傷的感覺」，才能從悲傷中重新站起來，恢復原有的健康心態。

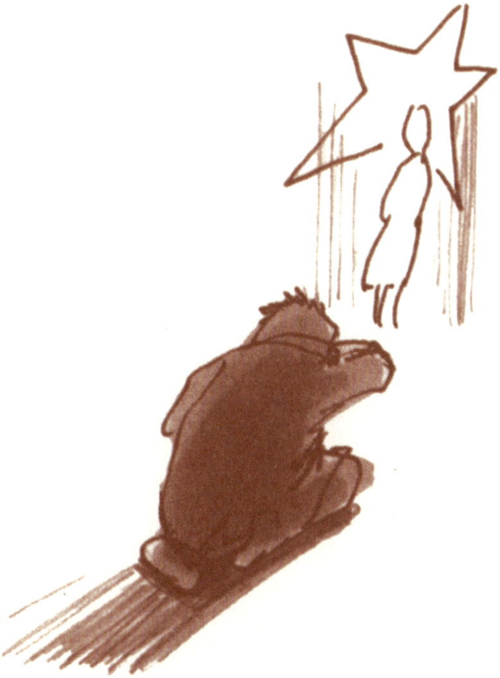

情感的表現不需要過度壓抑

悲傷的時候想哭的情感表現，乃是腦部指令所呈現的生理現象之一，若過度壓抑反而會形成壓力，影響自律神經的平衡。

當然，有些時候一定得忍住自己的情緒，但在平日生活中還是坦然地表現出來吧！至於表現的方式因人而異，只要表現出自己的感覺就好。

心理建設小叮嚀

經歷過悲傷，心才能真正地復原。特別是失去重要的親友時，請「順其自然」地悲傷吧！

11

人際關係

了解自己的個性，跟別人建立信任關係

●你平常如何與人相處？

不聽別人說話、喜歡中途插話、講話很苛薄、態度很主觀、只會攻擊或指責別人……，誰都了解這樣的言語和行為，是造成人際關係失調的元兇。但是，你很可能沒有察覺，自己的個性若太溫和，也會妨礙跟別人之間的溝通。例如，你總是隱藏自己的情感或想法、無法清楚表達要或不要、過度在意別人的評價……。如此一來，「人際關係」這件事本身就會成為壓力來源，很難跟別人建立信任關係。

現在請重新想一想，你平常如何與人相處？只要了解哪個點是你人際關係上的障礙，從這個部分慢慢做改變即可（P.50～P.53）。

總之，只要多用點心，跟別人的溝通就會更順暢，並且能避免人際關係不佳的困擾。實際作法可參考左頁的提示。

人際關係小叮嚀

自己的個性，也會成為人際關係的障礙。

請重新檢視跟別人相處時的心情。

可以改善人際關係的對話技巧

- 用心了解對方的個性
- 不要過度掩飾，應適度表現真誠的自己
- 不要自己說個沒完，要凝聽對方說話
- 不要一味將自己的價值觀壓在別人身上
- 不要過度解讀對方的話
- 不要一味地否定別人的意見
- 不要過度巧飾真心話與場面話
- 有誤會時儘量當場解決
- 不要以自己的立場質問對方，而是讓對方說出想說的話
- 隨意轉達不在場者的話，很容易造成誤解

12

人際關係

不要主觀地判斷別人的心情

隨意指責別人，也會形成壓力

就算是很細微的事，若因自己有心結或自卑感作祟，就隨意指責別人的不是，進而採取消極的態度或對別人感到反感，其實這種負面想法也會對自己產生壓力。尤其是很在意別人眼光或評價的人，常常會認定對方的言行不懷好意，避而遠之或深感厭惡，這反而是孤立了自己，使自己變得狹隘不安。

其實，別人怎麼想只有當事者本人最清楚。用自己主觀的想法判斷別人的心情，反而有可能妨礙正常的溝通，不得不小心留意。

人際關係小叮嚀

自己很在意的事，別人不見得在意。不要用負面思考評判別人的心情。

13

人際關係

就算生氣也不要馬上反擊，先冷靜一下

聽到別人指責自己的不是時，很多人都會馬上插話給予嚴厲的反擊，之後想到這件事還是很生氣，心情更加不愉快。

其實像這種時候，不要馬上跟對方反駁或回擊，縱使心裡還是不痛快，最好把注意力轉到其它可以做的事情上。如此一來，不愉快的感覺會慢慢淡化掉，而且說這些話的對方，也能感受到你態度上的轉變，在言行上逐漸軟化。這就是「時間的效能」發揮作用的結果。許多事實都證明──「時間」真的可以淡化不愉快的壓力感，不失為一種對心靈「無為而治」的療癒策略。

人際關係小叮嚀

反駁或回擊，只會形成新的壓力。把注意力轉到其它事物上，靜待「時間的效能」發揮作用。

人際關係

以自己的優點為基礎，發展良好的人際關係

●將自己的優點活用於生活中

有些人因不善於跟人交際應酬，總是流連在自己的小圈圈裡，這類型的人往往只看到自己「不善於跟人交往」的缺點……。其實，你可以反向思考，找出自己的優點，讓優點成為發展良好人際關係的基礎。

比方說，重新檢視自己是不是個做事很細心，也很有毅力的人？想想該如何活用這些優點？就算聚會時習慣做聽眾，也可以主動要求當記錄或整理會報資料，發揮自己的長處，使他人與你保持互動，並對你心存善意和好感。

人際關係小叮嚀

對人際關係總是抱持消極態度者，應發揮自己的優點，發展良好的人際關係。

15

人際關係

切忌曖昧不明，拒絕時要果斷

●跟對方傳達「雖想幫忙但力有未逮」的心情

容易自律神經失調者，往往過度在意別人的眼光，無法拒絕被委託的事情，但事後卻懊悔不已。其實，這也是造成身心壓力的一大來源。如果真的有困難，就應該說清楚自己的狀況，果斷地拒絕對方，切忌曖昧不明。

當然，這時一定要說明拒絕的理由，並跟對方傳達「雖想幫忙但力有未逮」的心情與歉意。比方A說：「這個星期天可不可以陪我去購物？」B如果有困難，可以回答：「很抱歉，當天有客人要來，無法出門……」。萬一不方便直接說明理由，不妨來個「善意的謊言」。

人際關係小叮嚀

曖昧不明的拒絕方式會造成困擾。

明確拒絕＋拒絕的理由＋真摯的歉意＝成功的婉拒。

16

職場上的心理素質

如何因應職場上產生的壓力？

●儘早發現症狀，避免適應不良

很多人會因為工作職場上的壓力，出現身心方面的不適症狀。這些症狀可能很輕微，也可能嚴重到需要讓人辭去工作長期休養……。而且，大部分的人也會出現自律神經失調的症狀，其中還有人會因自律神經失調導致憂鬱症病發。

根據調查，在上班族的心理疾病中，「憂鬱症」所佔的比例有逐年增加的趨勢，儼然成為社會問題，不單是企業，國家也該教育民眾如何建立職場上的心理素質。

最要緊的是，自己本身要即早注意到這些不適感，並儘快找出對策加以因應，避免發生身心失調或被迫離職的後果。但是，很多上班族即使身體不適，還是因為「工作很忙無法休假…」「應該不至於需要上醫院…」等理由勉強自己繼續工作，所以，往往很難做到早期發現早期治療，這實在是無奈又危險的事情。

無論如何，若持續出現原因不明的症狀，還是給公司醫務室的駐診醫師或到身

職場壓力小叮嚀

工作上的壓力容易引發身心不適感。應儘早因應避免症狀惡化和長期停職。

上班族形成壓力的原因

工作量太多或太少
經常受制於嚴格的規範或身陷窘境
被人過度期待
被人貶低身價
升遷、降職、單身赴任、調職、資遣
長時間勞動、深夜的勤務或早晨的勤務
不良的工作環境（太熱、太冷、二手菸等）
薪資過低、減薪
與主管、同事或後輩的人際關係不和諧
公司倒閉、合併或被併購

除此之外，職場以外的壓力因素（如生病、老化、借貸、人際關係等）也會影響工作上的表現。

心科看看比較好，畢竟越初期的症狀越容易療癒。

●採柔性策略面對壓力

只要是上班族，誰都會有工作上的壓力，只要是工作，就很難完全避免壓力。所以，只能透過良好的人際關係（P.48）或心理建設，將壓力控制在容許的範圍內（P.34）。

你不只是要正面迎向壓力，有時還得採取「柔性策略」，以哲學、幽默、謙沖退讓等心態接受或因應壓力，才能維持自律神經的平衡。

17

上班下班角色分明

下班了⋯記得轉換自己的心情

●掌控時間，順利轉換自己的心情

若想明顯區分上班、下班的角色，最重要的是做好時間管理，準時結束一天的工作。所以，首先要明確訂定「今天要工作到幾點」的目標，努力去執行。不僅要列出當天應做的事項，也要設定每一事項預定完成的時間，讓自己更有專注力與工作效率。

話雖如此，突然插入緊急事件或臨時需要加班等，都是不可預知的變數，只能盡量做應變。總之，如果加班到深夜，容易破壞交感神經與副交感神經的平衡，引發身心的不適症狀，平時應留意上班、下班的時間規律與角色轉換。

今天完成不了的工作可以先擱著，等明天早一點來公司處理掉──有時候需要這種彈性的作法，避免給自己造成太大的壓力。

職場壓力小叮嚀

做好時間管理，順利轉換上下班的角色。充分地休息與保有個人隱私，是獲得重生的要訣。

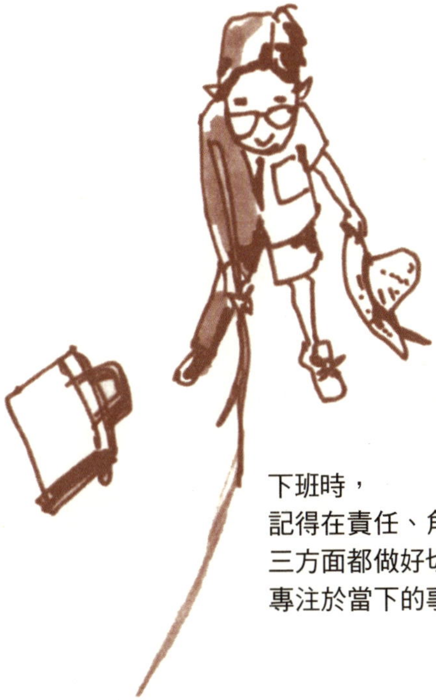

下班時，
記得在責任、角色與時間
三方面都做好切割，
專注於當下的事就好。

心情也一併下班了

好不容易下班了，心情卻沒有跟著下班，回家後還一直掛念工作上的事……。尤其因職場上的人際關係感到困擾的人，更難轉換自己的心情。

這種時候，誠摯的建議你——到餐廳喝杯咖啡、去書店看本新書、看場電影或去唱唱卡拉ＯＫ等，試著轉移自己的注意力，忘掉上班的角色，好好地轉換心情吧（P.68）。

18

上班下班角色分明

下班了……請丟掉「上班」時的角色吧

醫療界、看護、服務業、業務人員等職業，經常要克制自我的情感，必須以對方的情感為依歸，稱之為「情感勞動」。即使對方因單方面的憤怒、誤解或心情等出言不遜，或提出無理的要求，工作時也要態度良好地傾聽他的抱怨，採取合理的應對，這必然會大大增加自己精神上的負擔。

有些人就算下班了，心裡還會一直想著對方所說的話，或無法從上班的角色裡抽離，導致壓力持續累積，交感神經似乎沒有平息的一天，這是形成「慢性疲勞」和「神經失調」的重要原因。

所以，下班後請丟掉「笑臉護士」、「貼心業務員」這類上班的角色，有意識地做個真正的自己吧！

職場壓力小叮嚀

下班後記得從工作角色裡抽離。有意識地轉換心情，工作和健康才能長長久久，同時兼顧。

19

上班下班角色分明

休假就好好休假，關掉手機、信箱吧

這是個數位時代，在休假這個私人的空間與時間裡，工作卻經常理直氣壯地介入。不管是休假在家或去哪裡玩，很多人都還得用手機或郵件處理工作上的問題，如此一來，工作與私人時間無法切割，上班下班的角色也無法轉換。

除非是突發或緊急事件，基本上休假日沒有義務去回應工作上的電話或郵件。也就是說，在如此科技化的時代，應該制定「自己的遊戲規則」，休假就好好休假，不用刻意去檢查手機或信箱。對於不那麼急迫的電話，明確表示：「休完假再去處理」吧！

職場壓力小叮嚀

休假時，工作上的電話或郵件應有所區隔，可用自己的遊戲規則進行切割。

20

上班下班角色分明

自我反省的時間不要拉得太長

●一直反省失敗，就無法順利往前進

有些人對於工作上的失敗會一直無法釋懷。但是，持續的低落感只會讓情緒越來越糟，壓力越來越大，再也創造不出有價值的新事物。

工作做失敗了，第一件事就是馬上道歉，儘可能地進行補救。等事後處理完畢，完成失敗原因的分析後，這件事就該告一段落，不需要一直繼續自我反省。

在個性上無法灑脫轉換心情的人，無論如何要提醒自己：「該準備進行下一個工作了」。雖然心情有些沮喪，但若能專注於眼前的新工作，不知不覺就能重新站起來了！

●有沒有自信並不是重點

當你被委任重要的計劃時，這個責任就會帶來壓力。適度的壓力帶來緊張感，

職場壓力小叮嚀

針對失敗的反省不要拉得太長。就算沒有自信，眼前該做的事還是得去做。

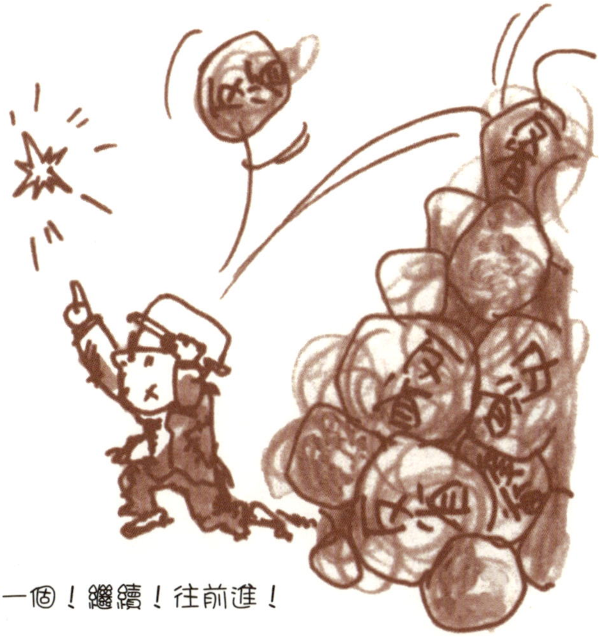

也能產生正面的動力，但若對自己缺乏信心，不免會擔心：「我ＯＫ嗎？做得來嗎？」

像這種時候，擔心是很自然的反應。如果自己真的非做不可，就算沒有自信也要試試看。如此帶有建設性的心態才能促使自我成長，之後也能對自己產生自信。

每天午休和晚上睡前，都要告訴自己「我已經盡力了」，然後放下心裡的包袱，用意念將它放進流水中流走，為過去的事情劃上句點。隔天日出時，提醒自己「往前看」、「向前走」！

21

職場上的人際關係

跟別人「面對面」交談是職場上的潤滑劑

工作上會帶來壓力的首要原因，就是職場上的「人際關係」。很多同事每天都要碰面，若彼此關係惡化，就會形成壓力，引發身心上的不適感。那麼，至少要注意哪些「眉眉角角」，才能維持良好的人際關係，而且不會妨礙工作呢？

●不要過度依賴公司內部郵件，面對面溝通比較好

現在很多公司都會透過內部的郵件聯繫業務，雖然覺得很方便，可是若在字面上出現誤解，很可能會招徠人際關係上的困擾。

在平日已經少用言語溝通的職場，若只透過郵件，人跟人之間的對話會越來越少。所以，為保持順暢的溝通管道，不要光靠郵件，平常還是要找機會跟同事面對面交談。像早上上班時打招呼，午休時一起閒聊等，些許的交談就能成為溝通的橋樑。

由自己先跟上司打招呼，態度要有禮貌

職場上的人際關係，最需要注意的地方就是與上司間的應對。首先主動打招呼是基本原則，不管時間、場合或狀況，態度要謙恭有禮。另外，上司委託工作時，先聽從對方的指示，自己若有其他意見再提出來。萬一無法理解上司的指示，也不要馬上反彈或出言爭執，可以換個方式表達意見，像是：「如果○○做會造成◎◎的後果，這樣做好嗎？」委婉的溝通以避免正面的衝突。

「你認為呢？」這是跟下屬溝通的要訣

現在的管理階層不只要管人，自己也得置身於工作現場，可說承受了雙重壓力。就算自己很想當一個「具有指導能力的上司」，若跟下屬缺乏溝通，還是會充滿焦慮與不安感，這時，建議你可以問下屬：「你覺得這個怎麼樣？」「怎麼做比較好呢？」，直接面對面跟他溝通或求助。如此一來，可製造雙向溝通的機會，改善溝通不足的問題。

職場壓力小叮嚀

不要過度依賴郵件，面對面用言語溝通最好。跟下屬站在同一個高度，詢問對方的意見進行交流。

22

職場上的人際關係

要比上司先下班時，記得打聲招呼

●沒有必要每次都陪上司加班

當上司或前輩還在加班，就算自己的工作已經完成了，還是不好意思先下班吧！如果每天都是這樣的運作模式，想必壓力會越來越大。若是上司或前輩的工作內容跟自己有關，最好主動開口問一下：「有沒有需要幫忙的地方？」

如果無論如何都得先離開時，不妨圓融的表示：「不好意思…今天有事要先走，明天再來幫忙…」。當然，也沒有必要養成一直陪著上司加班的習慣！必要時先打個招呼：「抱歉，我先走囉！」千萬不能一聲不響的就離開。

職場壓力小叮嚀

仔細觀察工作的情形，必要時最好問一下：「有沒有需要幫忙的地方？」

職場上的人際關係

放下自己的心情，以「目標本位」為出發點

●暫時放下厭惡的情緒，專注於工作上

有機會一起工作的人很多，你可能喜歡也可能討厭對方。如果跟自己厭惡的人或差勁的人一起工作，心情當然不會太好，但若是將個人的情緒帶進工作裡，結果反而會變得更糟。

每個人都不希望人際關係對工作產生不良影響，所以，就算討厭對方，也應該暫時放下鬱悶的心情或討厭的感覺，以完成工作為唯一目標。如果因為厭惡就想避開對方，這是「情緒本位」的工作態度，既無法順利推動工作，對自己的身心也是一種折磨。所以，既然在職場就要有工作道德與責任感，以完成工作的「目標本位」為該有的工作態度。

職場壓力小叮嚀

對別人的感覺先擺一邊，把工作完成才是唯一目標。

24

職場上的人際關係

跟同事相處要保持一點距離感

●在職場上「不即不離」的態度優於「當朋友」

根據研究調查，在職場上感覺最不易溝通的對象，以排名來說第1名是男性上司，其次是女性前輩以及女性上司。由此可知，即使是被認為個性較溫和的女性之間，溝通起來也遠比想像中困難呢！

另外，女性在職場上的同性相處，較為人詬病的是容易形成「小圈圈」，連工作業務上的往來，很多女性也都認為要斟酌一下對方或同事的感覺，比較感情用事、情緒化，這樣反而會形成彼此的壓力。

其實，工作業務上的往來，原本就是以順利推動業務為首要目標，最要緊的是用一定的態度處理必要的事務就可以了。就算對方讓你感覺很差勁，也要跟他保持可以適度交談「不即不離」的客觀關係，不要過度情緒化或遷就對方，才是正確的上班態度。

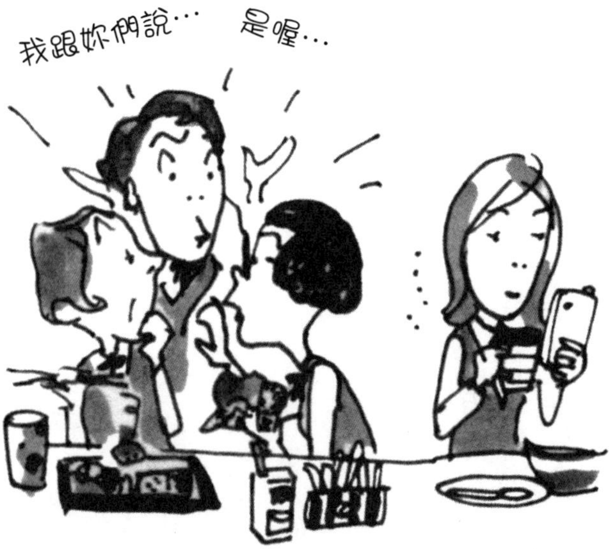

不要在職場上論人是非

若有人在撥弄是非、說人壞話時，通常「志同道合的朋友」會特別注意聽他說什麼。如果你也被捲入麻煩的口水風波中，必定會形成人際問題，並造成互動相處上的壓力。

在職場上，不去「論人是非」是基本原則，就算聽見別人說三道四，也可以淡定地表示：「我都沒有注意到耶…」不必隨之起舞。

同事的關係會因為立場、僱用性質或待遇分為好幾種類型，這就是工作上引發衝突的問題來源。在職場上，不管對誰都應一視同仁，抱持相同的態度，這是避免製造人際關係問題的一大要訣！

職場壓力小叮嚀

可以做適度交談的距離感最恰當。不論人是非，也不要隨之起舞。

身心都能放輕鬆

有意識地放鬆自己，活絡副交感神經

●有意識的放鬆，身心就能保持穩定的狀態

充滿壓力感的現代人，體內的交感神經常處於優勢地位。一般來說，就算交感神經很活絡，副交感神經還是可以發揮作用，取得平衡；但若是長時間持續處於有壓力的狀態，就不容易取得平衡了。所以，想維持交感與副交感之間的平衡狀態，現代人必須多加活絡副交感神經的功能，其方法就是「有意識地」放鬆自己。

一提到放鬆，大家不用想得很難，要緊的是讓身心處於穩定狀態，只要可以獲得好心情或快樂感，做什麼事都好。例如，泡個熱水澡、聽音樂、點個精油薰香、眺望遠方的景色、去喜歡的餐館喝杯咖啡、跟孩子一起玩，這都是在每天生活中可以做到的事。若想加點治療效果，「筋肉鬆弛法」（P.96）或「自律訓練法」（P.98）等放鬆方法都很簡單，也有不錯的療效。

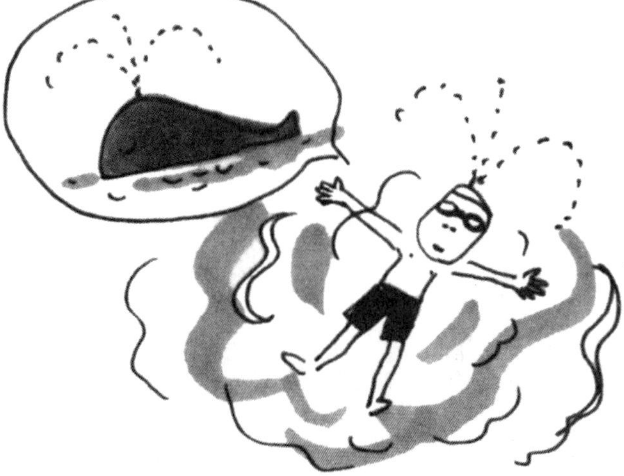

●有意識的轉換心情，可獲得重生

想跟壓力和平共處時，「轉換心情」跟「放鬆身心」一樣重要。尤其是精神上有壓力時，整件事常常會盤旋於腦海裡……，這時最好「轉移注意力」，讓心情脫離這些壓力感，排除鬱悶的情緒。

例如，埋首於興趣中、挑戰新事物取得滿足、接觸藝術尋求感動或刺激、進行運動鍛鍊，或去ＫＴＶ唱唱歌等，透過自我解悶的方式轉換心情，即可獲得心靈上的重生感。

放鬆訓練小叮嚀

交感神經常處於優勢地位的現代人，要多學習放輕鬆的技巧，多活絡副交感神經，以維持自律神經的平衡。

壓力消除法

用「健康」的方式消除身心壓力

前面的單元介紹很多放鬆身心的方法，這些透過「轉換心情」來消除壓力的做法，其中有一些需要特別注意：

●喝酒或賭博的抒壓法並非上策

過量飲酒會損害肝功能，造成「酒精依賴症」。平日有喝酒習慣或很喜歡喝酒的人，需要培養一定的克制力，以避免飲酒過量（P.145）。

另外，也有人用打鋼珠等賭博方式消除壓力，但這種方式會帶來額外的風險——當你開始想要贏回上次輸的錢時，已經有經濟風險或上癮的徵兆，得多加小心了。

●為了抒壓而衝動購物容易上癮

有些人為了抒壓，會去買平常買不起的東西，或是大量的隨性購物，但想靠著購物抒壓只是一時的效果，慢慢地癮頭越來越大，就會想要去買「更貴的東西」或

「更多的東西」。因為購物上癮症而債台高築的例子屢見不鮮。

尤其是方便快速，又充滿誘惑廣告的網路購物、電視購物更要小心。當你可以24小時上網購物，用信用卡付費時，雖然很方便，但花錢的實際感會變薄，心裡更不容易得到滿足，警戒心也會降低，甚至有人每天都會上網購物。所以，首先應該做好自我管理，不要任意登錄購物網站，也儘量不去瀏覽商品廣告。

●因為壓力香菸越抽越多——趕快戒菸吧

會不會覺得壓力一來，菸就越抽越多？壓力會讓交感神經處於優勢，血管收縮，血壓上升，而香菸裡的主要成分「尼古丁」也有同樣的作用。所以，因為有壓力就抽菸，會對心臟或血管造成很大的負擔，還會引發更多的疾病，對於認為抽菸是抒壓妙方的人，若想跟壓力好好相處，還是趕緊戒菸吧！

當然，能不能成功戒菸跟自己的意志力有關。若擔心意志力薄弱戒不了菸，請求助於各大醫院的「戒菸門診」，接受專業醫師的指導。

放鬆訓練小叮嚀

喝酒、賭博、購物、抽菸……，要小心並改變這些不健康的抒壓法方式！

笑一笑

「笑」能舒緩身心的緊繃感

●具有即效性又無副作用——笑一笑

世界各地很多實驗都證明，「笑」有幫助自律神經的效果，以下就來簡單說明這個原理——當人一笑，腦內俗稱「血清素」的神經傳導物質會增加，血清素可以抒緩緊張與焦慮，降低不安感，所以能穩定交感神經的作用，讓副交感神經處於優勢。相對的，當副交感神經一活絡，身心的緊張感隨之就會緩和下來，這就是「笑」產生的放鬆效果。

所以，我們才會覺得笑一笑比較快樂，就算時間很短，也能暫時排除煩惱或不安。當然笑的次數越多，心情自然而然會變得更開朗。所以說，「福臨笑門」一點都沒錯。

●可促進免疫細胞的活性

在所有的免疫細胞裡，最早醫學發現能攻擊癌細胞的「ＮＫ細胞」，透過

「笑」就能變得更為活性化。比起癌症免疫療法所採用的免疫賦活劑，「笑」的確更具有優異的即效性，且沒有副作用是另一大優點。

當然，「笑」能增加免疫力的機制尚有未解的部分，但它跟前面所述的放鬆效果，確實具有密不可分的關係。

●在周遭引發「笑」的連鎖反應

充滿壓力的現代人，連「笑」的機會都變少了。注意看看周遭的人，好像都愁眉苦臉，一臉不開心的模樣呢！這種不開心的臉，也會讓別人感覺有壓力，而一有壓力，對方也就笑不出來了。當大家都笑不出來，這根本就是個惡性循環的精神壓力源，身心失調的人會越來越多。

所以，從自己開始，有意識地笑一笑吧！即使對方說的話不怎麼有趣，也馬上給他一個淺淺的微笑。每個人的「笑聲」、「笑容」都可以引發旁人跟著「笑」，請試著在你的周遭引起「笑」的連鎖反應吧！

放鬆訓練小叮嚀

「笑」能舒緩身心的緊繃感。不僅具有即效性，還能增加免疫力。

28

笑一笑

刻意擺出來的笑臉，也具有放鬆的效果

●微笑的「笑臉」無敵！

說也奇怪，就算刻意裝出微笑的笑臉，也能達到放鬆的效果。有些世界級的田徑選手於抵達終點前，就會刻意擺出笑臉，紓解多餘的緊張感，以便激發更多能量來達到好成績。

專家認為，這是因為前面所說的神經傳導物質血清素，跟製造笑臉的顏面肌肉控制有關，但詳細機制目前還不是很清楚。總之，微笑是件很簡單的事，沒有副作用也不用花錢。不管是忙著工作、做家事或開車，請隨時擺出笑臉，務必養成這種良好的健康習慣喔！

放鬆訓練小叮嚀

一刻意擺出笑臉，就覺得很放鬆。
心裡感覺有壓力時，更要多笑一笑。

29

抒發情感

有時看看悲劇，讓自己哭一哭吧

●哭泣可減少壓力荷爾蒙

你有沒有這樣的經驗——不經意地大哭一場後，心情反而覺得比較輕鬆？從多數人的生活經驗可知，哭泣的確可以療癒哀傷或心理的創痛。最近醫學專家們更用科學數據加以證實，想哭時的情緒高漲，會讓交感神經處於優勢，真的哭泣後，則變成副交感神經處於優勢，帶來放鬆的效果。

也有研究證明，看完悲劇或電影哭一哭之後，血液裡的「壓力荷爾蒙」會變少。而且哭完以後，大腦裡會產生舒緩痛感或精神壓力的作用，增加愉悅感的神經傳導物質「β腦內啡（內啡肽）」會增加。所以，有時候大哭一場，也是消除壓力的養生妙方呢！

放鬆訓練小叮嚀

一哭泣，人體就會切換自律神經的開關。哭完後β腦內啡增加，感覺變得輕鬆愉快。

30

大叫幾聲

打從心底大叫幾聲，很舒服喲

●所有的鬱悶或混亂通通不見了

心裡滿是壓力感時，打從心底大叫幾聲，彷彿一切鬱悶或混亂都被震飛似地，感覺好痛快——很多人都有這種經驗吧？

想要大叫時，以「腹式呼吸」（P.100）的要領，運用肋間肌或腹部內側肌肉來發聲，效果更好。當這些肌肉活動時，可牽動鄰近的橫隔膜，而橫隔膜一動，則可刺激自律神經，開始切換「交感神經」與「副交感神經」的作用，進而達到紓解壓力或活化再生的效果。

●不會對周遭帶來困擾的大叫方法

接下來，要介紹幾個不會對周遭帶來困擾，卻能大聲叫的方法。

首先是去唱卡拉ＯＫ。現在的ＫＴＶ一個人唱也ＯＫ，在包廂裡大聲地唱，不會干擾任何人，最好是一邊跳一邊唱。

其次是去球場看球賽。不管是得分或看到美技，都可以大聲吶喊加油，用整個身體表現開心的感受。足球、棒球、排球、格鬥競技等需要「粉絲」加油的運動，都很適合抒發自己的壓力。

另外，有機會參加搖滾樂或熱門音樂會，也能盡情大聲喊叫，盡情紓解壓力，但要小心別長時間過度喊叫，以免傷了喉嚨……。

如果身心健康無特別狀況，去遊樂園嚐試瘋狂刺激的遊樂設施如何？驚聲尖叫後，除了會產生不可思議的振奮，也會感到心情獲得大解放。

但不管怎樣只就想在家裡大叫的人，也可以試試躲進被窩裡吼叫一番，這樣應該也有一些抒壓效果吧！

放鬆訓練小叮嚀

打從心底大叫幾聲，可以刺激自律神經。
卡拉OK、球賽、音樂會、遊樂設施都能讓人獲得重生。

31

說說話

跟別人適度地發發牢騷

●有人聽自己說話，心情會跟著放鬆

碰到厭惡或難過的事，心裡感覺不舒服時，若能跟別人吐吐苦水，心情會變得輕鬆很多。就算是發牢騷也無妨，找個人說說自己心底的話吧！身旁有這種可以說說話的對象，就有機會從充滿不平的壓力中解放出來，增加自己的安全感。當然，也別忘了傾聽對方的牢騷喔！

要聽人發牢騷時，最重要的是徹底當個傾聽者，或許聽到最後會想提供一些建議或評斷，但一開始還是先讓對方好好說出心裡的話吧！

有的人雖然看起來有些朋友，卻沒有真正可以聽自己發牢騷的對象……。通常這類人平常就不願讓別人看見自己的弱點，也不想接受別人的幫助。所以，有些傾向者應試著打開心房，找機會跟別人聊聊或發發牢騷，建立跟別人互助互諒的人際關係。

●漫無目的地聊聊，也能轉換心情

就算沒有特別針對什麼話題，有時只是隨意跟朋友聊聊，整個人也會變得比較有元氣喔！在聊及彼此近況或昔日的點滴等不足為道的氣氛下，總覺得讓人又裝滿往前走的動力。隨意說說話，確實能如此輕易地轉換心情喔！

萬一自己不擅長聊天，也拙於與人溝通，建議可借助「同好的力量」。例如，參加〇〇教室或〇〇運動俱樂部，這類由相同嗜好或興趣者聚集的場合，即使是陌生人也很容易找到共同的話題，增加交談的機會。初次面對面的交談尤其令人興奮，可能就是轉換心情的好契機呢！

放鬆訓練小叮嚀

封閉自己的情感會形成壓力，說說話感覺比較愉快。平常不足為奇的聊天，也能幫自己轉換心情。

32

發掘興趣

擁有讓心靈獲得滿足的時間

●擁有興趣者抗壓力較強

擁有讓自己感到開心的興趣，就算生活有壓力，也比較能維持自律神經的平衡。這是因為專注於興趣之中，能讓自己暫時忘記其他的事情，自然地轉換心情。當你沉浸於喜歡的事物中，心是滿足的，副交感神經趨於活絡，也能獲得放鬆的效果。所以說，「發掘興趣」為增加抗壓性的重要對策之一。

●興趣有很多，每個人都能找到自己喜歡的嗜好

如果不知道怎麼找到自己感興趣的事物，不妨參考文化中心或各地社團推出的活動，從一般性的技藝學習課程，到比較罕見的講座其實應有盡有。說到「興趣」二字看似簡單，但其內容其實五花八門，可試著參考各種研習課程，發掘能滿足自己心靈、增加自我肯定的事物。

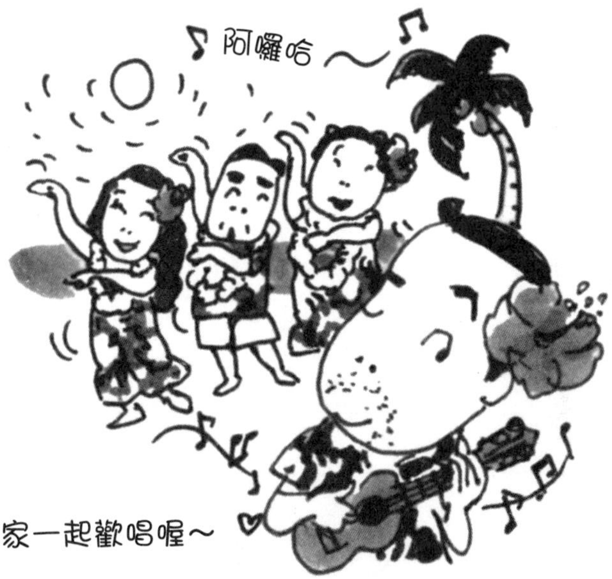

如果參加了1、2次覺得不怎麼有趣，可以再繼續試試看幾次上課，萬一還是覺得不感興趣，也不用勉強自己，尋找打聽看看其它的課程，不要一下子就打退堂鼓了。

●過度拘泥於規則或勝負，會產生壓力

發掘興趣時要注意的是——既然當興趣就不要過度拘泥於遊戲規則，否則原本想要放鬆或轉換心情的功效，反而會造成了反效果。

另外，以運動或技藝為興趣時，不要太在乎勝負輸贏，否則也會形成壓力。如果你是個一輸就好鬱悶的人，或許就不太適合以勝負感較明顯的活動當作興趣喔！

放鬆訓練小叮嚀

找到適合自己的興趣，就能轉換好心情。心獲得滿足，副交感神經活絡，就能放輕鬆。

33

沐浴

泡泡澡有助於紓解身心的壓力

●泡澡，自律神經開關主動切換

穩定白天活絡的交感神經，最好的妙方就是「沐浴」。尤其是以38～40℃的「溫熱泡澡法」（P.120）效果最好。當身體一變熱，血液循環就會跟著變好，可以舒緩全身的緊繃感。當全身呈現放鬆的狀態，並活絡副交感神經的作用時，如此一來，因壓力而繃緊的心情跟著放鬆，雞肉和失調的機能也就能慢慢獲得紓解。

其次，因新陳代謝跟著變好的關係，身體各項機能更加活性化，也能達到消除疲勞、提升免疫力的功效，尤其很多疾病也能跟著緩解改善，好處多多。不妨就從今晚開始改變心情，嘗試泡泡澡，讓「今天的壓力就在今天消失」吧！

●活用沐浴劑，花點心思增加放鬆感

市售的沐浴劑種類繁多，從加了精油的沐浴劑，到含硫磺或二氧化碳等成分的

放鬆訓練小叮嚀

今天的壓力，就在今天的泡澡後消失吧。
沐浴劑或泡澡專用物品，更能舒緩心裡的緊繃感。

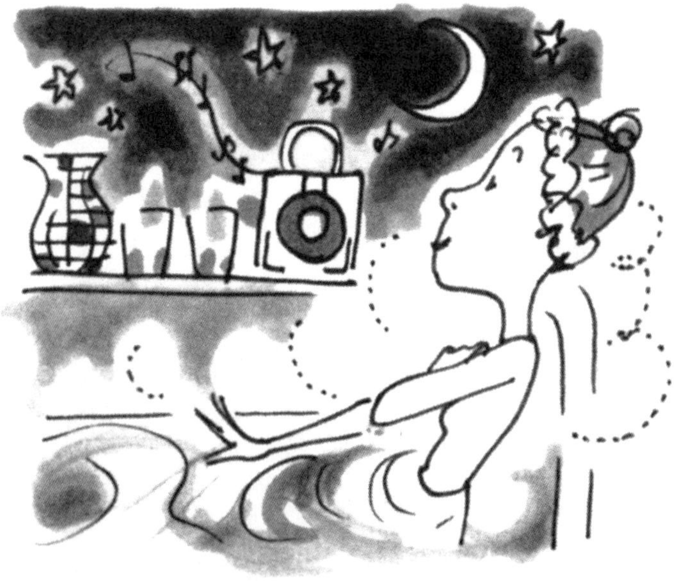

泡澡粉等應有盡有。沐浴劑的成分可針對皮膚表面發揮作用，或滲入皮下組織裡，提高清潔、保溫或促進血液循環等效果。有些沐浴劑還提供「芳香療法」（P.88）的效果，甚至能依照個性、疾病狀況來選擇配方屬性，身心靈一起獲得調理。

多花點心思，很多小技巧都能增加泡澡的樂趣。例如，關掉浴室的大燈，換成浪漫的夜燈，擺上泡澡專用可放在水上的薰香蠟燭，或放點輕音樂、喜歡的歌曲……，最近市面上還有能放進浴盆裡的椅子，也很適合泡澡時使用。

34

做家事

找個時間，把家裡好好打掃一番

●做完家事心情截然不同，周遭也變清爽了

心裡有事感到擔心煩惱，或自律神經失調的症狀一直都治不好時，常會覺得心情苦悶無心打理家務。但是看到沒有打理的家一片狼藉，感覺自己好懶惰，反而又更加厭惡自己……，這會讓心情越來越沉重，更加陷入負面情緒之中。

像這種時候，先撇開心情，試著把注意力轉移到家務上。比平常更認真打掃家裡、洗衣服、整理老早就拍好的照片、清理玄關四周，或買些草花、植物點綴家裡……，這時就算情緒仍處於低檔，但因注意力放在家務上，可淡化擔心、煩惱或在意的症狀。等看到周遭打掃得乾乾淨淨時，通常就會覺得心情輕爽許多了！

接下來，把書櫃或櫃子裡的物品也好好整理一下吧！可大致分成需要和不需要的東西，不需要的東西趕快處理掉，趁整理雜物的機會，也趁機整理自己的心情。

此外，烤烤麵包或蛋糕，做做果醬、醃漬點小菜也有同樣的療效。這種目睹成

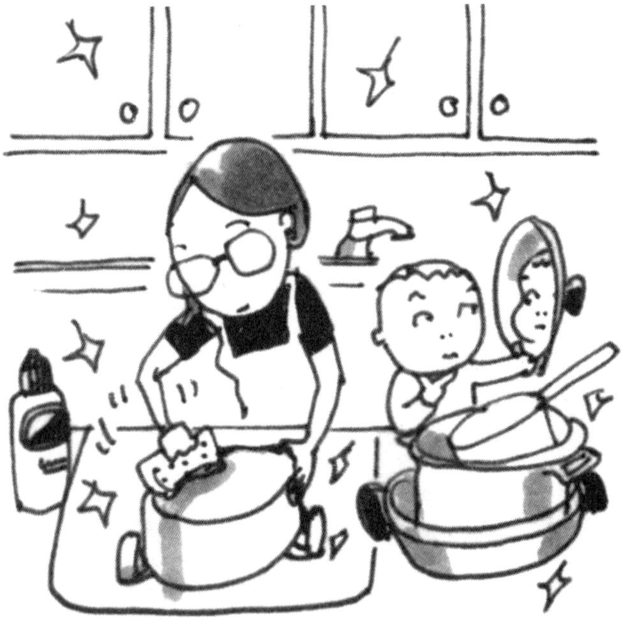

品一步步完成的作業，可讓心情越來越正面，完成時的充實感與成就感，或烹飪品嘗時美味的滿足感，都是心理療癒的一環。

如果有機會，還可以邀請好友一起嚐嚐手作蛋糕或喝個下午茶，聊聊天交流情感，都能讓自己的心情變得更愉快。

環境影響意念，意念影響心靈，心靈影響身體。從清理生活環境做起，心靈就會跟著淨化，感覺神清氣爽，無來由的也能面露歡喜微笑，這就是做到了心靈排毒。只要心靈開朗，身體毒素分泌也會減少，甚至連壓力型肥胖都會跟著減輕呢。

放鬆訓練小叮嚀

將專注力放在家務或料理中，暫且忘記擔心的事。看到周遭變得好清爽，心情也跟著變輕鬆。

35

出去旅行

透過旅行的不同感受，獲得新想法與憧憬

●新鮮感能使人煥然一新

旅行應該是最能讓人快速轉換心情的方法吧！特別是到陌生的地方，周遭環境截然不同，不知不覺就會忘掉心中的壓力或擔心的事情。看看不同於平日的景色，吃吃不同於平日的食物，睡在不同於平日的場所，一切的一切都跟平常不一樣，心情自然而然地也跟著改變。

就算無法遠渡海外旅遊，有時候開車或搭巴士去近郊做個一日遊，也能暫時脫離日常的瑣事與煩憂。不過，自律神經失調者有時比較神經質，或容易感覺有壓力，所以跟誰一起去旅行就變得很重要。要特別注意，不要因為出去旅行，又增添了新的壓力。

放鬆訓練小叮嚀

置身於不同的生活節奏可忘卻壓力。跟誰去旅行很重要，小心壓力增加。

森林浴

在林木環抱的地方好好地放鬆

●森林裡的芬多精可活絡副交感神經

在森林裡會覺得神清氣爽，是因為樹木的芳香成分中，具有一種揮發性的物質「芬多精」。芬多精具有奇妙的淨化作用，能活絡人體的副交感神經，置身其中，讓人不由得身心都放鬆了許多。

芬多精是植物為了保護自己，散發出一種萜烯類有機化合物，我們常稱沐浴於芬多精裡為「森林浴」，專家證實這種森林浴，可以讓人體一感受到壓力就分泌出來的荷爾蒙「皮質醇」濃度降低，並且能活化ＮＫ細胞，提升免疫力。

此外，樹木的綠色在色彩學原理中，等同於最具消除眼睛疲勞的功能色彩。所以，有空不妨多去郊外和森林公園走一走，轉換一下心情吧！

放鬆訓練小叮嚀

樹木的芳香成分讓身心都放鬆。
芬多精可降低壓力荷爾蒙濃度，活化ＮＫ細胞。

芳香療法

利用「香氣」活絡副交感神經

●「香氣」直接對腦部產生作用

氣味可通過鼻黏膜的嗅覺細胞，直接傳到腦部。也就是從大腦的邊緣系統傳到自律神經中樞——下視丘，進而對身心產生各式各樣的效果。尤其是讓人感到很舒服的氣味，可以活絡副交感神經，達到放鬆的效果。相反的，對於不喜歡的氣味，則會令人感到不舒服，交感神經則會變得活絡。

所謂的「芳香療法」，就是利用萃取植物「香氣」成分的精油，讓自律神經發揮作用的治療方法。運用芳香療法時，重要的是選出自己喜歡的「香氣」，如果依據不同的心情或身體狀況，善加搭配不一樣的精油種類，就能獲得更好的療效。

●「香氣」具有各式各樣的心理療效

自律神經失調者情緒不佳時，可透過如圖表推薦的各種香草植物，讓身心得以

按照當下的心情，選擇適合的精油

心情	精油
想緩和不安的心情時	洋甘菊
想紓解緊張的心情	薰衣草
想穩定自己的情緒	檜木
無來由地情緒低落時	佛手柑
失去自信時	茉莉
想振奮心情時	伊蘭伊蘭
想讓頭腦清醒些	薄荷
想集中精神時	迷迭香
想讓心情煥然一新時	檸檬

放鬆與活化。使用前，請向精油或芳療用品專賣店諮詢正確的用法，在香氣四溢的這些店家裡，通常可看到各種款式的芳香罐或噴霧瓶，提供客人多樣化的選擇。只需滴幾滴在浴缸內，就可以做個「精油浴」，或噴幾滴在手帕上，就能出門在外歡喜一整天。

另外，以精油為主要成分製造的香皂或洗髮精等用品，市售產品種類也應有盡有，皆可適度嘗試運用。

放鬆訓練小叮嚀

「香氣」直接對腦產生作用，活絡副交感神經。不同種類的「香氣」可產生不同的療效。

音樂療法

好的音樂可以療癒心靈

●科學數據也證實音樂的魔力

多數人都有透過音樂撫慰情緒，振奮心情的經驗吧！音樂可以直接刺激身體的感覺，對身心產生舒緩或刺激的效果。而且，早從古羅馬和文藝復興時代就知道，音樂具有神奇的療效，醫界也把「音樂療法」視為心理治療的有效方式，搭配多種治療計劃運用於病患的調理療程中。

近年來專家經由實驗證明，人只要一聆聽悠揚的樂曲，身心處於放鬆狀態，腦中所呈現的 α 波就會增加。特別是聽到莫札特的音樂，更容易激發 α 波的生成。

事實上不僅是莫札特，很多古典樂都能對腦部產生良好的刺激效果，這稱之為「1／f波動」。能讓身心趨於穩定的音樂，多數都存在於古典音樂裡。

據說大海波浪的聲音、小河潺潺的流水聲、小鳥的鳴叫聲等，自然界很多聲音都屬於這種「1／f的波動」。所以，像森林浴般沉浸於大自然裡，人就可藉由自然的聲音來療癒心靈。

●根據心情選擇喜歡的樂曲

想好好放鬆時，該聽什麼樣的音樂呢？一般人都會覺得應該要聽靜態旋律的樂曲，其實不見得。若以「同質原理」這個理論來說，配合當下的心情，選擇同性質的音樂，才具有療癒身心的效果。

比方說，感到悲傷時，聽悲愴的樂曲大哭一場，心裡會覺得很痛快；感到不安時，可以聽法國作曲家拉威爾的包列羅舞曲，感受那種不安的氛圍，反而能讓心情平穩下來。

此外，演奏樂器也有助於轉換心情或紓解壓力。在專注於演奏之際，心裡的壓力也會被一點一滴地釋放，而且，順利演奏後滿滿的成就感，也能讓人開心不已。

所以，欣賞音樂和學習樂器，都有助於陶冶人的身心。

放鬆訓練小叮嚀

凝聽悠揚的樂曲，能讓腦子產生α波放鬆身心。悲傷時應聆聽悲愴的樂曲，以同質音樂來療癒身心。

39

色彩療法

紅色系「增元氣」、藍色系「心穩定」

●周遭的顏色會影響身心

你會不會因為身上穿著的衣服顏色，心情變得比較平穩或較有元氣呢？據說紅、黃等「暖色系」可刺激交感神經，而藍、紫等「寒色系」可刺激副交感神經。

有個有趣的實驗──把一個房間塗成紅色，另一個塗成藍色，比較同一群人待在不同房間時的脈搏數與體溫，結果發現待在紅色房間時，受測者的兩項數據都明顯偏高。像這樣透過色彩影響身心的治療方法，稱為「色彩療法」。

所以，公司企業若希望同仁熱絡地交換意見，可在會議室放紅色的椅子或沙發，以紅色為基調；若希望出現冷靜的評估意見，會議室可採藍色為主色調，根據不同的議事內容，區分不同色調的會議室。此外，醫院裡的護理師大多穿著粉紅色的制服，也是因為粉紅色具有安心和溫潤感，可以緩和病患的不安。

像這樣的色彩效果，都有助於轉換心情，或使身心放鬆。心情鬱悶不佳時，可

放鬆訓練小叮嚀

周遭或身上穿戴的物品顏色，可改變自己的心情。利用色彩的療效，讓自己的身心煥然一新。

色彩對心理產生的影響

紅色	積極前進　動感的心情與熱情 刺激食慾　感覺時間變快
橘色	開朗光明的氛圍　促進食慾
黃色	開朗陽光的氛圍　開放感　不安感增強
粉紅色	穩定　緩和緊張感　浪漫溫馨 愛情增溫
藍色	穩定情緒　集中專注力　理性思考 食慾減退　感覺時間變慢
綠色	積極向前　放鬆效果　安心感
紫色	舒緩壓力　增加想像力
褐色	情緒穩定　感覺舒適　質樸的印象

嘗試紅、橘或粉紅等色系的衣服或手帕；睡眠不好的時候，可嘗試淡粉紅、淺藍色或淡紫色的床單和枕頭；如果食慾不佳，可選用紅色系的馬克杯或餐墊，加上色彩繽紛的蔬菜來促進食慾。

在室內的話，除了窗簾和地毯，抱枕、裝飾品等小東西，或掛在牆上的壁畫掛圖等等，都可換成鮮明的色彩，達到振奮心情的效果。

40

接觸動物

跟寵物一起生活，讓心理有所寄託

飼養動物時必須帶牠出去散步，餵牠吃飯或幫牠清理排泄物，瑣事繁多。但這些瑣事也可以幫助飼主自己建立每天的生活節奏，提供生活的張力。而且，若用愛心好好地照顧牠，寵物會跟人撒嬌，也願意跟人親近，能帶給飼主無比的喜悅。所以，跟自己的寵物一起生活，也有療癒身心的效果。

有很多研究證實，跟寵物生活確實具有心理與生理的雙向療效。曾有報告顯示，帶狗出去散步，會比自己一人散步更感到放鬆，有助於活化副交感神經。而且，撫摸寵物的舉動，還有穩定脈搏與血壓的效果。有機會的話，可以考慮配合自己的生活型態，也找隻喜歡的動物一起生活吧！

放鬆訓練小叮嚀

照顧寵物能提供心理正面的能量。

帶狗散步能活化副交感神經，讓人放輕鬆。

41

園藝療法

植物的成長，帶來心靈上的喜悅

以穩定心靈為目的去照顧植物，稱作「園藝療法」。接觸植物具有消除壓力與增加免疫力的效果，因此在醫界頗受矚目，用雙手碰觸土壤或花草，聞聞其氣味，能讓人變得很放鬆，透過雙手的園藝作業，也有助於活化腦細胞，而澆水、施肥後看著植物成長，總讓人充滿喜悅感。

照顧植物跟照顧寵物一樣，能幫人建立生活的節奏，感受植物每天的成長，內心充滿信心與期待。如果要弄個大花園很困難，那栽種幾株草花在窗台、桌上，同樣能享受自然帶來的喜悅。

當然，植物有生就有死，一味要求自己不能種死植物，反而會造成負擔，形成壓力。初學者不妨從比較容易成功的觀葉植物開始種起，成功率可大為提高。

放鬆訓練小叮嚀

土壤或花草的觸感或氣味，能穩定自律神經。感受植物每天的成長，有助於建立生活的節奏。

42

肌肉鬆弛法

練習肌肉的「緊張↓鬆弛」，讓身心都放鬆

●先收縮肌肉再放鬆，比較容易抓住感覺

「肌肉鬆弛法」乃美國神經生理學家傑柯普森所研發的放鬆法。這是利用「肌肉的收縮−放鬆」與「心理的緊張——鬆弛」有關的原理，有意識地反覆收縮與放鬆肌肉，達到身心和諧的輕鬆感。

一般來說，若只是突然地把肌肉鬆開，其實不太有感覺，但若是在緊繃之後再放鬆肌肉，就比較容易感受到「四肢無力」是什麼樣的狀態了。

平常多進行「肌肉鬆弛法」，就能發現自己目前是否處於緊張的狀態，然後將意識到的用力部位鬆開來，達到放鬆的效果。

●用7、8成力道收縮5～6秒，放鬆後持續10秒

「肌肉鬆弛法」可在不同的身體部位進行。先用力收縮5～6秒，再迅速放掉力氣並持續10秒鐘以上。不用強求要多麼放鬆，只要體驗肌肉無力的鬆弛感即可。

放鬆訓練小叮嚀

有意識地收縮肌肉後，再迅速放掉力氣，呈現鬆弛感。

肌肉鬆弛法非常簡單，隨時隨地都能進行。

肌肉鬆弛法的示範例子

或坐、或站、或躺等任何姿勢都能進行。

肩膀

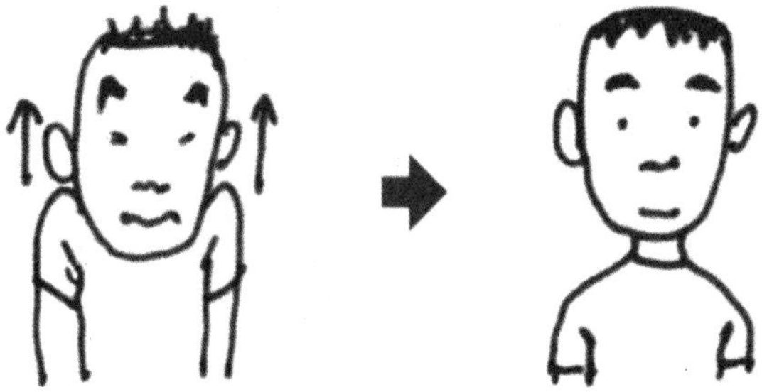

❶ 兩肩用力收縮聳肩，維持5～6秒。

❷ 一口氣鬆開肩膀，持續10秒鐘以上。

手臂

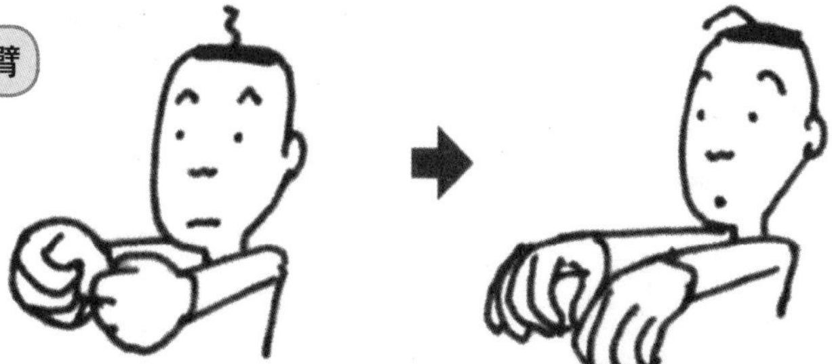

❶ 雙手打直往前伸，拇指夾緊握拳，用力維持5～6秒。

❷ 一口氣鬆開手指，持續10秒鐘以上。

雙腳

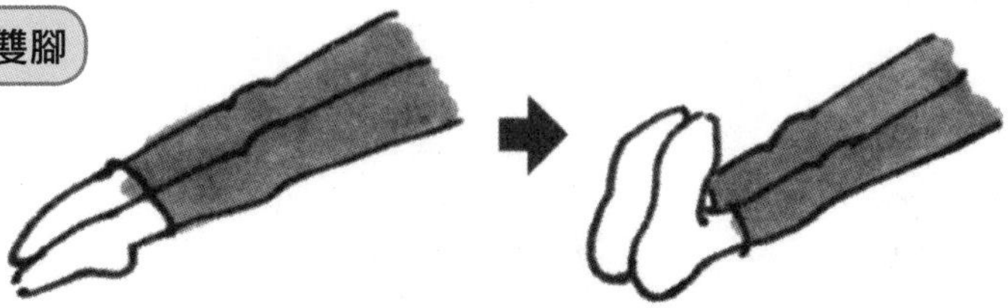

❶ 雙腳打直，腳尖朝前用力維持5～6秒。雙腳放鬆，持續10秒鐘以上。

❷ 雙腳打直，腳尖朝上拉緊腳後跟，用力維持5～6秒。雙腳放鬆，持續10秒鐘以上。

自律訓練法

靠自我催眠打造放鬆的狀態

●在心裡反覆說話暗示自己

「自律訓練法」乃德國精神科醫師休爾茲所提倡，利用自我催眠的方式達成放鬆的效果，也常被用來治療自律神經失調。其治療原理是透過心裡的反覆言語，讓患者體會到放鬆的狀態，以穩定交感神經處於優勢的緊繃感。

平常若能多做這種「自律訓練法」，可讓交感神經與副交感神經的切換機制更加敏銳，改善自律神經的平衡反射。而且，不僅能讓患者的心理產生放鬆感，還能降低血壓與心跳數，讓皮膚溫度上升，有效改善頭痛、肩膀痠痛或四肢冰冷之類的問題。

●1天2～3次，1次3～5分鐘

自我催眠時，不要急著「趕快變沉重、快點睡著……」，過度著急反而會讓精神更亢奮緊張。只要告訴自己：「感覺好沉重……好沉重……」就好了。

放鬆訓練小叮嚀

自我催眠的身心放鬆訓練法，可調整自律神經的平衡，舒緩壓力症狀。

自律訓練法

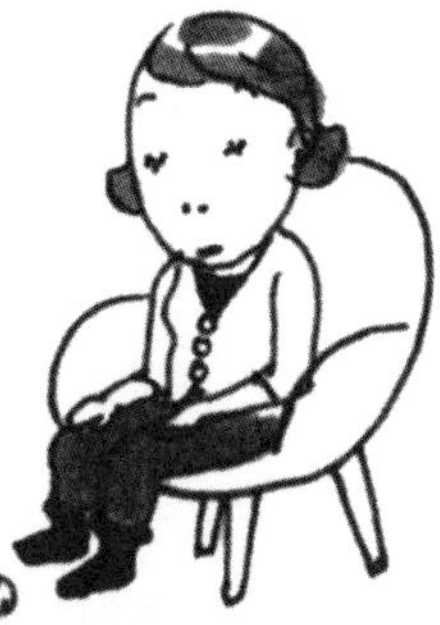

❶「先讓心情穩定下來」

坐在椅子上，雙手放在大腿上或躺下來，雙手自然打開。慢慢呼吸 3 ～ 4 次，反覆在心中自我催眠：「先讓心情穩定下來……」。

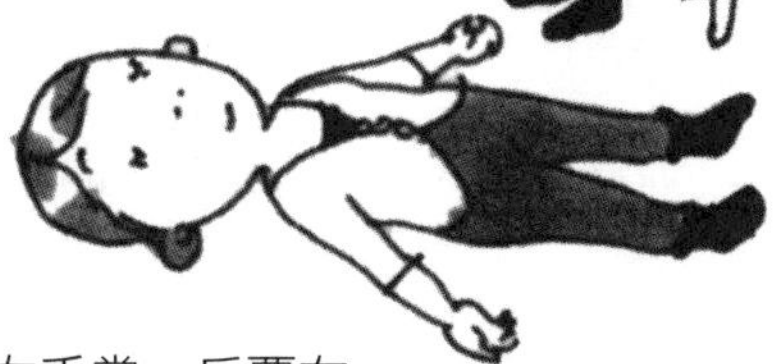

❷「感覺沉重」

注意力先放在右手掌，反覆在心中自我催眠：「右手感覺沉重……」或「右手感覺好沉重……」。從雙手到雙腳，依同方式自我催眠。

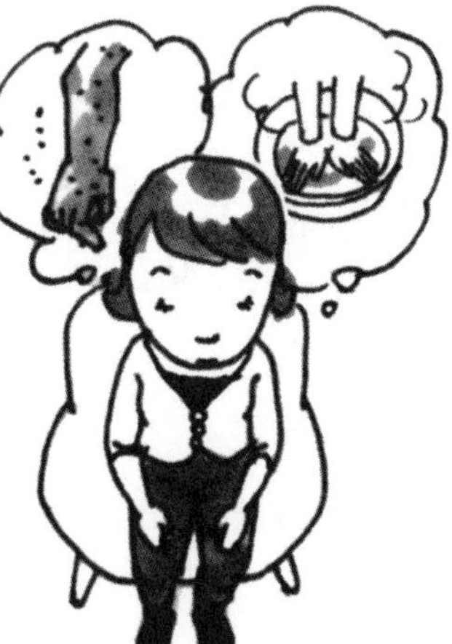

❸「感覺溫暖」

接下來再反覆於心中自我催眠：「雙手感覺溫暖……」或「雙手雙腳感覺好溫暖……」。

❹「緩和動作」

為順利掌握鬆弛的肌肉與意識感，可以活動四肢。慢慢打開雙眼，雙手握著，手臂彎曲或打直。也可以轉動腳踝，雙膝彎曲，或大大地伸展開來。

※ 就寢前進行自律訓練法時，可略過❹緩和動作，直接上床睡覺。

44

腹式呼吸法

「收縮小腹的呼吸」活動橫膈膜

●呼吸與自律神經關係頗深

自律神經控制了我們平常的呼吸，在無意識中自然地進行。但是，我們也可以靠自己的意志來活動這些負責呼吸運動的肌肉，透過有意識的呼吸方式，主動影響自律神經的協調性，這種特別的呼吸方式，就稱為「腹式呼吸法」。

腹式呼吸法的肌肉運動方式，主要是利用腹肌群與肋間群的肌肉，吸氣時鼓脹小腹，吐氣時收縮小腹似地進行深呼吸，這時可配合呼吸上上、下下來活動內臟器官，以及很少被注意的橫隔膜。

●活動橫膈膜，有助切換自律神經的靈活性

橫膈膜乃位於胸腹之間的呼吸肌，本身由自律神經所控制，所以無法用意志自由活動，但它緊鄰腹肌群，若進行深呼吸，就能一起活動到橫膈膜。橫膈膜一旦動

放鬆訓練小叮嚀

透過「腹式呼吸法」，可以活動橫膈膜。橫膈膜一動起來，可刺激自律神經進行調整。

透過腹式呼吸法活動橫膈膜

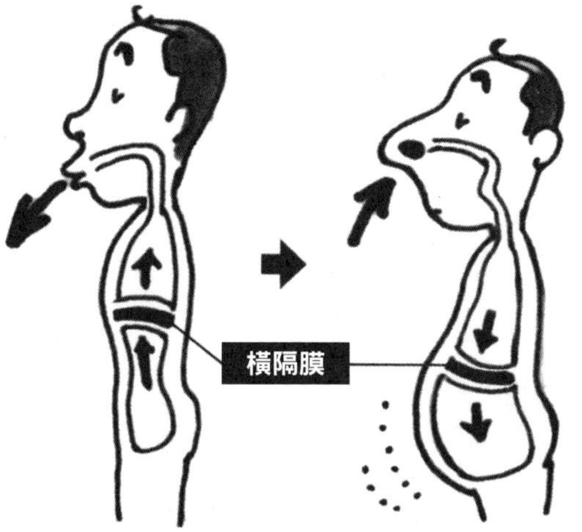

從嘴巴或鼻子慢慢吐氣；這時要縮小腹，讓橫隔膜往上移動。

吐完氣後，再從鼻子吸氣；這時要鼓漲小腹，讓橫隔膜往下移動。

起來，可以刺激自律神經的掌控中心——腦部的下視丘（P.15）。尤其吐氣的動作跟副交感神經有密切關聯，透過「慢慢…慢慢…吐氣」的呼吸，可以活絡副交感神經，有效調整自律神經的平衡。

事實上醫學也已經證實，因為緊張等因素造成交感神經處於優勢時，進行這種「腹式呼吸法」，可以降低上升的血壓與脈搏數，讓人的情緒冷靜下來。

此外，還有一種不透過腹肌群，而是伸展肋間肌，使肺部鼓脹的「胸式呼吸法」，藉由肩膀上下移動來舒緩緊張感。

45

冥想

靜下心來，集中意識於呼吸，並進行冥想

●緩慢地反覆進行腹式呼吸

冥想的方法有好幾種，就算不是很正統的方式，一樣能獲得放鬆的效果。不少企業界的大老，還把「冥想」當作每天必做的功課呢！

在此要介紹一種簡單又安全的冥想方法：

①選個安靜的場所，或坐或躺，輕輕閉上眼睛。
②緩慢地反覆進行「腹式呼吸」（P.100）。
③吸氣時注意所吸的氣，吐氣時注意所吐的氣。
④即使中途跑出各種念頭，還是繼續將注意力放在呼吸上。
⑤心情穩定下來，身體也會跟著放鬆了。

每天在固定的時間練習，效果更好。在腦海裡整理一下思緒，更能提升專注力。

放鬆訓練小叮嚀

將注意力集中於吸氣與吐氣。
心情穩定下來，身體也放鬆了。

按摩 舒適的肢體接觸，有療癒身心的效果

●可促進腦內啡的分泌

心情愉快或獲得快感後，腦內會分泌一種神經傳導物質「腦內啡」，平常人與人透過肢體的接觸，也會促進腦內啡的分泌。所以，可嘗試跟家人、另一半或同性好友等，進行按摩之類的肢體接觸，以活絡副交感神經，讓身心都能放鬆。

藉由搓揉肩膀或撫摸背部等按摩的刺激，不僅能加速腦內啡的分泌，還能促進血液循環，獲得溫暖身體的效果。另外，按摩力道的大小，或者是想要按摩的部位等也可以彼此溝通，在追求身心健康之外，同時也形成了和諧的人際交流。

放鬆訓練小叮嚀

舒適的肌膚接觸，具有放鬆的效果。可多透過按摩刺激，促進腦內啡的分泌。

47

生理有各式各樣的節奏

以24小時為基本，規律地生活

●人類的生理節奏，要跟自然界同步調

屬於生物之一的人類，先天就擁有與自然界同步調的「生理節奏」。基本上要配合太陽的作息，以24小時為週期作為活動的節奏（P.22、P.114）。而自律神經也配合這樣的節奏，白天活動狀態下，交感神經處於優勢，到了夜間需要休息時，副交感神經處於優勢，如此取得平衡，才得以調整身體各個器官與功能。

人體除了以24小時為週期的節奏外，還有如同女性月經週期以1個月為單位，或配合季節變化以1年為單位等生理節奏。常見的上班族，則以「平日工作─週末放假」的1週為單位，也可藉此培養規律的生活節奏。

●無視於生理節奏，就會造成自律神經失調

工作到深夜、吃飯時間不固定、日夜顛倒的生活……，違反生理節奏的生活都會導致神經失調。為了保持自律神經的平衡，生活模式必須跟生理同步調。

生活節奏小叮嚀

擁有規律的生活節奏，才能讓自律神經平衡地運作。

1天、1星期、1個月、1個季節…請留意每一個生理節奏。

人類主要的節奏單位

人體的生理擁有各式各樣的節奏。若失去節奏，身心就會出現各種不適感。

1天　配合太陽的活動，以24小時為生理節奏

正確來說，人體的生理節奏應該是以25小時為週期。若1天為24小時，會產生1小時的誤差。人類可透過外界給予的"各種刺激"每天修正這個誤差，以取得規律正確的生活模式，維持自律神經的平衡（P.114）。

1星期　上班族的生活節奏

1星期的節奏，常可於自然界中胎兒的生理節奏看出端倪。人類因為群居的關係，習慣大家共同建立的生活節奏，像是把1星期當作工作與放假的單位，而定期休假正是健康的生活節奏中不可或缺的要素。

1個月　女性的生理週期節奏

女性擁有1個月左右的生理週期。屬於自律神經中樞的下視丘，也是內分泌（荷爾蒙）的中樞，彼此互有影響。女性在荷爾蒙分泌出現明顯變化的月經前，也特別容易出現自律神經方面的症狀，所以，應注意生理週期，調整生活的節奏，提醒自己要放鬆身心。

季節　春夏秋冬的節奏

有些人在日照時間、氣溫或溫度出現明顯變化的初春或秋天，自律神經的調整跟不上節奏，身心就容易出現狀況。平常不要過度依賴冷氣，以避免對外界的適應力變差（P.126）。另外，要留意四季的變化，好好管理自己的身體健康（P.130）。

生理有各式各樣的節奏

在日常生活中建立規律的節奏

●自律神經會在人的一生中平衡地運作

人的一生中，不同階段都有自己的生理節奏。隨著年齡的增長，交感神經與副交感神經的平衡分配會產生變化，形成壓力的因素各有不同。

一般來說，「幼年期」副交感神經處於優勢。此時尚無明確的生活節奏，重要的是養成規律的睡眠、飲食、活動等基本要素。

到了「青春期」，交感神經處於優勢。在這個多愁善感的時期，細微的事情也可能形成身心的壓力。再加上荷爾蒙的分泌不夠穩定，可說是自律神經容易失調的時期，重要的是以睡眠與飲食為基礎，養成規律的生活節奏。

進入「成年期」以後，人生也進入活動期。在自律神經的分配上，交感神經持續保持優勢，此時社會或家庭的變化很大，隨著責任增加，壓力也跟著變大。

等到了「老年期」，變成副交感神經處於優勢。生理的各個機能隨著老化，可說進入慢活的時期，應培養從容平穩的生活節奏。

生活節奏小叮嚀

人的一生有其自然的生命節奏。配合不同年齡，培養各自最適合的生活節奏。

人一生的節奏

不同年齡層的特徵與形成壓力的主因

不同階段	生理節奏 · 生活節奏的特徵	形成壓力的主因
幼年期 副交感神經處於優勢	5 歲左右可確立 24 小時的生理節奏。在這之前，要孩子白天起來活動，晚上乖乖睡覺養成規律的作息，就需要父母多費心了。睡覺時燈光過強也會妨礙生理節奏，要特別留意。	不夠被人關愛／缺乏充分的肢體接觸／父母不在身邊／受到虐待
青春期 青年期 交感神經處於優勢	這是個會開始熬夜的時期，因睡眠不足，有些學生白天明顯欠缺專注力。等成了上班族，很多人又養成不吃早餐的壞習慣…。所以，這時期請養成確實吃早餐的好習慣。	親子關係／父母離婚／人際關係／學校生活／被霸凌／團體活動／成績與出路／戀愛／受虐
成年期 熟年期 交感神經處於優勢	這可說是人生最充實的時期，但職場上的壓力，常讓人出現身心方面的不適感。「過勞死」或生理節奏整個亂掉，也是常見的事情。另外，睡眠不足會成為生活習慣病的要因，每天一定要維持充足的睡眠，定期讓自己放假以放鬆身心。	經濟不穩／單身、結婚、離婚／夫妻關係／懷孕、生產、育兒／親子關係／職場上的人際關係／人事異動、升遷／過勞、倒閉／屆齡退休／老年照護／更年期障礙／慢性病、體力衰退／對未來充滿不安感
老年期 副交感神經處於優勢	這是人生中應該悠閒慢活的時期。近年來隨著熟年期的延長，很多老年人仍十分活躍地過日子。這時對日常生活的自理程度，以及身旁有無可以支持照顧的人，會決定自己能否建立規律的生活節奏。	經濟不穩／獨自一人生活／運動能力不足／生理機能衰退／老人病／疾病的後遺症、睡不安穩／喪偶／喪失親人／失去自我與生活重心／跟外界產生疏離感／入住設備不完善的老人之家

49

重新檢視生活節奏

用5大要素構成1天24小時

●彈性搭配這生活5大要素

想打造規律的生活節奏，最重要的是睡眠、飲食、休息、運動、活動這5大要素。將一天24小時妥善分配到這5大區塊，才能維持自律神經的平衡。

但要注意，過度拘泥於「規律」這兩個字，反倒會形成壓力。所以，身體感到很倦時，不用強迫自己一定要去運動。如果身體過累，有時也會造成睡眠品質不良，或對食物興趣缺缺，無法好好用餐呢！就算生活多少有點不規律，只要能早點改過來，自律神經還是可以保持平衡狀態。

及早在合理的範圍內，打造屬於自己的生活節奏吧，做好讀書、工作、三餐、休閒運動等時間上的規劃！

打造生活節奏的5大要素

睡眠	擁有好品質和充足的睡眠
飲食	三餐定時定量，營養均衡
休息	定期休假與休養，積極地使自己放輕鬆
運動	適度做運動，活絡機能、促進代謝
活動	從事工作或家事等勞動

規律的生活節奏範例

日常作息儘量不要違反生理節奏，適時留意與調整自己的生活的步調。

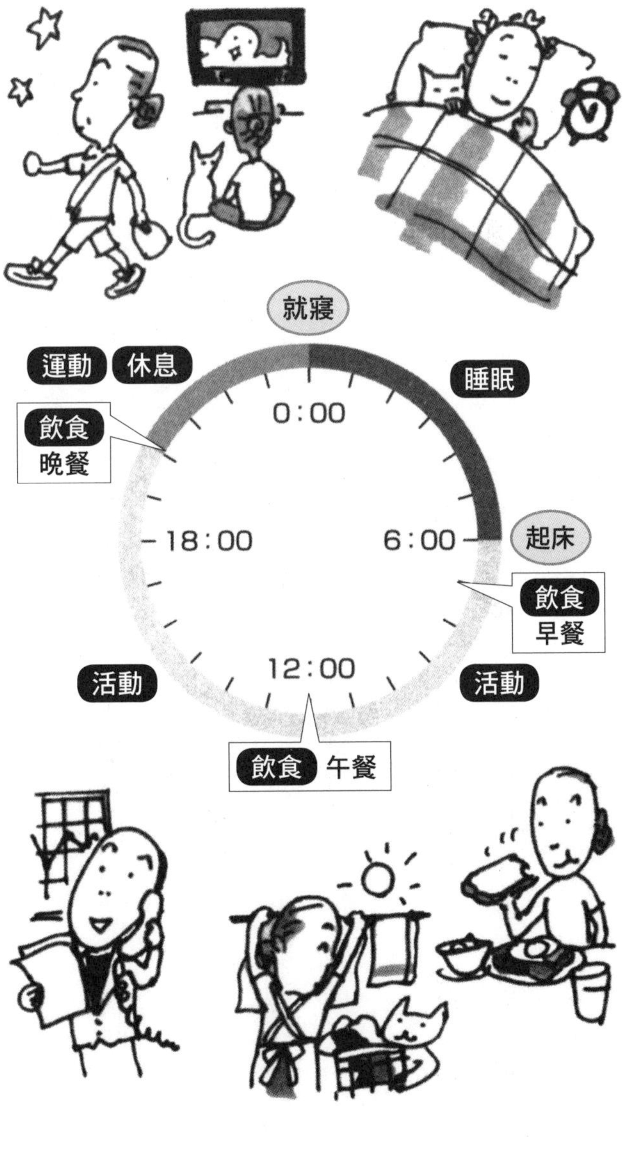

生活節奏小叮嚀

潛藏於環境或習慣下的壓力，比較不容易被察覺。

過度適應他人或環境者，會無意識的囤積壓力。

50

睡眠與生活節奏

比起睡眠時間，睡眠品質更重要

●睡眠為構成生活節奏的主要元素

在生活節奏中，最重要的是「睡眠」這個要素。睡眠主要是由「恆定狀態」（P.16）與「生理節奏」這兩大構造所組成。

所謂的「睡眠恆定狀態」，是指數十種俗稱「睡眠物質」的東西，從白天就開始囤積於體內，達一定量後，就會讓人想睡覺的自然機制。而「生理節奏引發的睡意」如前所述，乃透過白天活動，夜間休息的節奏，逐漸讓身體習慣這樣的模式，久而久之，人一到晚上就會產生睡意。

這兩大構造無法靠人的自主意志去控制，但都與自律神經有所關連，也會受到生活節奏的影響。所以，規律地過生活，讓自律神經平衡地運作，才能充分發揮這2大構造的功能。

生活節奏小叮嚀

睡眠由「恒常性」與「生理節奏」所控制。睡眠品質很重要，要找到適合自己的睡眠時間帶。

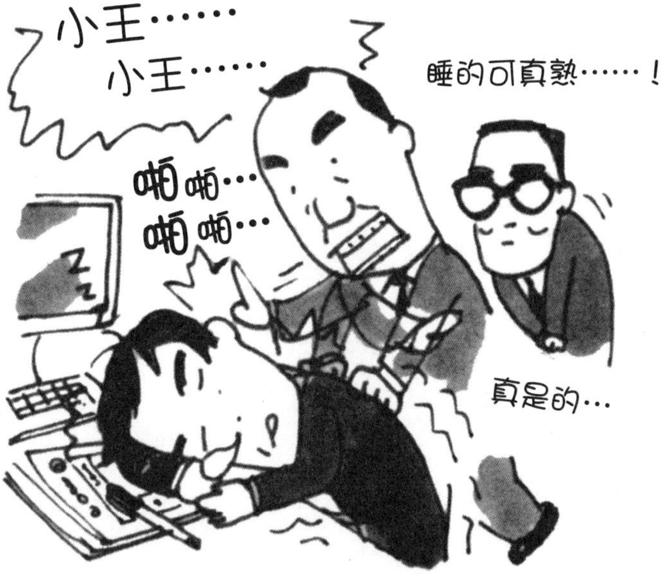

●睡眠需求因人而異，重點在於品質而非長度

睡眠最要緊的是品質。睡眠可分為「深睡期（快速動眼期）」與「淺睡期（非快速動眼期）」。前者是可讓大腦休息的睡眠，後者則是讓身體休息的睡眠。

「深睡期」與「淺睡期」大約以90分鐘構成一個週期，一個晚上會重複4～5個週期。若能平均反覆出現這些週期，清醒後就會覺得睡得很飽，重點是隔天不會常常想睡覺，且充滿元氣，神情氣爽。

找到適合自己的睡眠時間，每天取得一定的時間帶，才能讓身體和大腦好好休息。

51

睡眠與生活節奏

起床與就寢時間保持規律

●維持生活節奏，於固定時間就寢與起床

身心休息所需的睡眠時間因人而異，無法以偏概全地說：「只要睡○小時就夠了…」。但為了保持生活的節奏，建議每個人都於固定的時間就寢與起床。若睡眠時間帶不固定，自律神經無法順利切換，生理就比較容易亂掉。所以就算睡不著，時間到了還是要上床睡覺。

當然，有些人因為工作上的關係，無法於固定時間就寢，這時最好能維持在固定時間起床，比較能重新建立規律的生活節奏。一般來說，起床後經過14～16個小時之後，身體自然又會出現睡意。

生活節奏小叮嚀

就寢與起床的時間最好都能固定。
就算睡不著，躺下來也能讓身體得到休息。

52

睡眠不足

了解「慢性睡眠不足」有何壞處

睡眠的功能，不只是維持生理機制與休憩身心，身體於睡眠期間，同時還能強化免疫機能、促進荷爾蒙分泌、修復細胞、新陳代謝、整理記憶等，作用非常的多元化。

忙碌的現代人，常常無法獲得充足的睡眠，長期累積下來的慢性睡眠不足，究竟會產生哪些壞處？除了自律神經容易失調以外，血壓也會出問題，而且各種連帶產生的「生活習慣病」也會更為惡化。

一旦睡眠不足，控制食慾的荷爾蒙「受體素」分泌量就會減少，促進食慾的荷爾蒙「饑餓激素」反而增加，讓人變得容易發胖。危險的是，「肥胖」正是各種生活習慣病的溫床。所以，首先應確保自己的睡眠時間，開始改善生活節奏。

生活節奏小叮嚀

身體的細胞會於睡眠期間，自動進行各式各樣的「保養」。不規律的生活會導致睡眠不足，也會增加慢性習慣病。

53

擁有好睡眠的要訣

利用「晨光」跟夜晚說拜拜

●即使於深夜才就寢，也要早上起床沐浴晨光

常聽人說「早睡早起身體好」，而喜歡熬夜很晚才睡的人，其實更需要「早起」。為了及早擺脫不正常的夜生活，就算半夜3～4點才睡，也一定要早點起床，而且起來以後，馬上到戶外沐浴晨光。

為何強調要出去沐浴晨光？這是因為人體的生理節奏其實是以25小時為週期，與24小時的計時節奏會產生1小時的誤差。但是，在24小時的日常生活中，來自外界的各種刺激，會自然修正這個誤差，在各式各樣的刺激中，最有影響力的就是「光線」。起床後馬上映入眼簾的光線，會從視網膜傳送到腦下視丘的視交叉上核，重新調整生理節奏，跟24小時的生理節奏取得同一步調。

順便一提，陽光的亮度超過10萬勒克斯，就算是陰天也有1萬～5萬勒克斯，而一般家庭的燈泡只有100～300勒克斯，亮度明顯不足，無法取代陽光。

●晨光可當作自律神經切換的開關

此外，早起沐浴晨光，可促進具有甦醒作用的腦內荷爾蒙「血清素」的分泌，啟動開關，進入身體的活動模式。

另一方面，具有睡眠誘導作用的腦內荷爾蒙「褪黑激素」，感應到晨光啟動生理節奏後，會立即停止分泌，等過了14～16小時，才又開始再度分泌，讓副交感神經處於優勢，身體準備進入休息的睡眠模式。

在睡眠中，褪黑激素會大量分泌，接近天亮時，分泌量則逐漸減少。

像這樣早起後沐浴晨光，可讓與睡眠有關的荷爾蒙分泌量產生變化，順利啟動自律神經的開關。若能善加利用這樣的機制，即便是夜生活者，也能方便地修正自己的生理節奏。真正必要的作法很簡單，只要每天都提早1個小時起床，就能順利調整這個時差。

生活節奏小叮嚀

晨光可讓荷爾蒙產生變化，每天規律地調整生理節奏。即使熬夜很晚睡，隔天也要早起沐浴晨光。

54

擁有好睡眠的要訣

回籠覺不要超過1小時，午睡不要超過20分鐘

●回籠覺與午睡有祕訣，睡得好生理節奏才不會亂掉

早上習慣睡回籠覺的人，請先起來沐浴晨光，讓交感神經處於優勢，等啟動了身體的活動模式後，再鑽進被窩裡睡覺。而且，睡眠時間不要超過1小時，這樣才不會嚴重影響生理節奏，自律神經也比較不容易失調。

午睡的時間，以下午3點以前，睡15～20分鐘最恰當。若睡太久或傍晚才睡，會妨礙晚上的正常睡眠，打亂生活的節奏。聰明的午睡法可以讓腦袋變清楚，工作或讀書更有效率，所以午休時間不妨小睡片刻。

生活節奏小叮嚀

補充睡眠不足的回籠覺，於沐浴晨光後不要睡超過1小時。午睡於下午3點前，20分鐘以內效果最好。

擁有好睡眠的要訣

一放假就睡到日上三竿，反而產生負面效果

●睡得太晚，自律神經的切換機制容易出問題

一放假就關掉鬧鐘，沈沈昏睡到自然醒——大家都有這樣的經驗吧？但考慮到這對生理節奏的干擾，休假時若想睡得晚些，建議以1小時或2小時為限。

睡得太晚起床，會妨礙人體生理節奏的運作，交感神經無法處於優勢地位，就不能順利啟動活動模式。有的人還會變得懶懶散散過一天，或到了夜晚還持續熬夜，不願上床睡覺，連隔天都受到影響。所以，即使是假日也不要睡太晚，而且還是要在同時間起床，維持正常的規律。想補眠的話，可以利用午睡小憩。

生活節奏小叮嚀

若睡到日上三竿，身體則無法順利啟動活動模式。假日想睡晚些，不要超過2小時，或是利用午睡來補眠。

56

擁有好睡眠的要訣

就寢前先啟動你的副交感神經

在生理節奏中，夜間應該是副交感神經處於優勢的休息、睡眠時間帶。而生活節奏紊亂的人，幾乎在這個時間帶都過著交感神經處於優勢的生活。

為了擁有優質的睡眠，每個人在就寢前應該有意識地放鬆自己，讓副交感神經處於優勢的地位。

●睡覺時燈光不宜太亮，身心才能真正放鬆

家裡常用的日光燈，白光約為300勒克斯。根據睡眠專家表示，在這種亮度下照約2小時，就會抑制可促進睡意的荷爾蒙「褪黑激素」（P.114）之分泌。所以，就寢前，最好先改用對眼睛比較舒服的暖色系電燈，或是採間接照明的方式。

另外也有研究顯示，從個人電腦、電視、遊戲機或手機液晶畫面，發出俗稱「藍光」的光源，不僅容易造成眼睛疲勞，也會明顯妨礙生理節奏。如果夜間持續

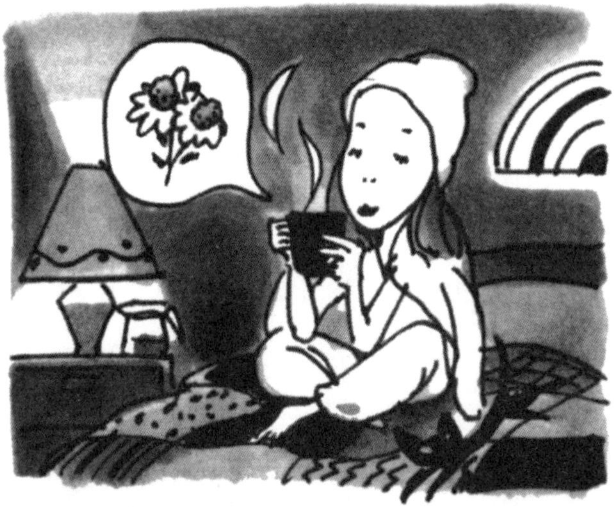

寢室的環境也跟睡眠有關，室溫控制夏天約 25℃，冬天約 18℃為標準；濕度維持在 50 ～ 60％最理想。怕吵的話，裝上靜音窗或厚窗簾，都能有效杜絕噪音。

接受這種藍光的「洗禮」，會形成嚴重的睡眠障礙，所以就寢前1小時，最好提早關閉這些3C產品。

●就寢前讓體溫稍微升高些

人體的體溫，一到夜間就會開始下降，睡眠期間的體溫最低。所以，體溫若能順利下降，就能獲得一夜好眠。如果常常睡不好，建議就寢前再沐浴，或喝些不含咖啡因的熱飲，讓體溫暫時升高些。等蓋上棉被，體溫慢慢地下降，會比較容易入睡。

有時做點簡單的伸展操，或是自我按摩促進血液循環，也有暖和身子的效果。

生活節奏小叮嚀

晚上應避開過亮的光源，讓身心放輕鬆。就寢前讓體溫稍微升高些，可幫助安穩入睡。

57

沐浴

放鬆沐浴法的要訣，在於溫水泡澡30分鐘

●從體內溫熱身子，活絡副交感神經

「沐浴」不僅有放鬆的效果（P.82），還能消除疲勞、促進新陳代謝、改善畏寒的體質等，健康效果多多。若要有益於自律神經，用40℃的溫水沐浴效果最好；若水溫超過40℃，早上或許有讓人甦醒的效果，但水溫超過42℃，會讓血壓迅速上升，血小板功能過於活絡，則容易造成血栓，要特別注意。所以熱度較高的泡澡，不適合用於需要休息的就寢前。

所以，想促進副交感神經功能，獲得放鬆的效果時，水溫以溫熱的40℃最適合。不過，沖澡似的沐浴方式只有體表暖和，無法享受充分的沐浴效果，可以的話，用溫水泡澡30分鐘，才能真正暖進身體內部。

另外，泡到肚臍的「半身浴」，會比泡到肩膀的「全身浴」效果更好，這是因為半身浴可以有效促進血液循環，透過流汗來溫熱上半身，心臟也能避免水壓的負

擔，特別適合中老年人使用。

很多自律神經失調者，因為交感神經過度的活絡，會出現血液循環變差，四肢冰涼等症狀，常使用「半身浴」也能有效改善畏寒的困擾。

●體溫下降後一夜好眠

泡完澡身體流汗後，趕緊用浴巾擦乾身子，躲進被窩裡休息。這時情緒趨於穩定，體溫慢慢下降，可讓人擁有一夜好眠（P.119）。尤其，就寢前30分鐘以溫水泡澡，助眠的效果最好。這種「半身浴」因有助於睡眠品質，可讓人建立起健康的生活節奏。

半身浴的重點

最適合的水溫，夏天約 38 ～ 40℃，冬天約 40℃。泡到肚臍即可，至少泡 15 分鐘，時間充裕的話可泡 30 分鐘。

泡澡前後都可以喝一杯水，以防止流汗過多導致脫水。

天氣寒冷時，在浴室或更衣室要注意保暖。在身體因泡澡流汗之前，就先蓋條浴巾以免受涼。

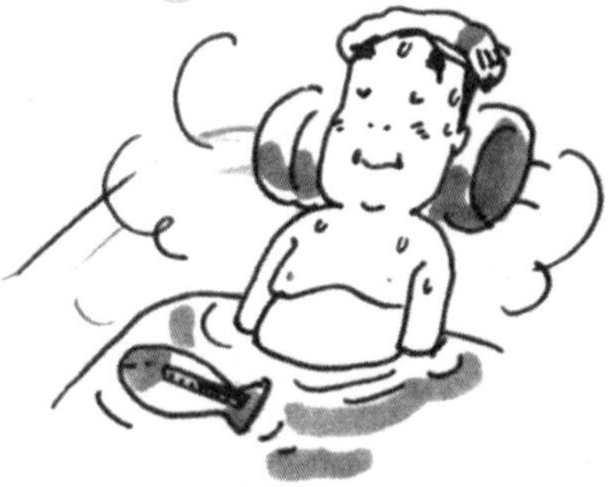

生活節奏小叮嚀

每天以溫水做半身浴，泡澡30分鐘。啟動副交感神經的開關，為優質睡眠提前做準備。

三溫暖

利用溫熱刺激，恢復自律神經的平衡機制

三溫暖的溫熱刺激效果，具有調整自律神經的作用。在體溫調節機能全面運作下，能給於在「交感神經～副交感神經」切換過程中原本受到阻礙的自律神經，提供一個取回平衡的契機。這時汗腺受到刺激，大量地流汗，也能讓那些因自律神經失調而不易排汗的人，好好進行「排汗訓練」。

但要注意，有些室溫高達90℃以上的「乾燥式三溫暖」，會造成心臟或血管的負擔，並非人人適用。最好選擇「低溫蒸氣室三溫暖」或「遠紅外線三溫暖」，但有心臟病、高血壓或動脈硬化這類症狀者，必須先請教醫師，評估自己的健康狀況適不適合使用這些設備。

生活節奏小叮嚀

三溫暖的溫熱感可以刺激自律神經，重新找回平衡感。有心臟病或高血壓等症狀者，必須先請教醫師。

59

適度的運動

以運動刺激自律神經，建立自己的生活節奏

●有空多活動身體

適度的運動可以對自律神經帶來良性的刺激。運動時交感神經處於優勢，運動後換成副交感神經處於優勢，平常若缺乏運動，就幾乎沒有機會體驗這種「切換感」，久而久之，自律神經的切換也會變得比較鈍。

所以，請從日常生活中養成多活動身體的好習慣。就算只是比平常多走幾步路，或走得快一些，都能刺激到自律神經。如果能運動到全身流汗，還能促進新陳代謝，幫忙燃燒脂肪呢！而且，適度運動後的些許疲憊感，更是最佳的助眠劑，能讓自己晚上的睡眠品質更好。

生活節奏小叮嚀

運動能給予自律神經良性的刺激，切換功能變得更敏銳。不多活動身體，就難以建立生活的規律感。

透過規律運動，促進血清素的分泌

●走路具有各種良好的效果

神經傳導物質「血清素」除了有甦醒與抗壓的作用外，還能活絡副交感神經，維持心理的平衡（P.114）。從研究可知，規律的運動特別能促進血清素的分泌，比方像走路、爬樓梯、騎腳踏車、呼拉草裙舞等，都屬於這種「重複著相同規律」的運動，對神經系統特別有穩定作用。

而日常生活中最容易做到的規律運動，應該就是「走路」了。任何時候都能用自己的步調走路，不會對身體造成太大的負荷，很適合孩童和中老年人。現代人都知道「走路」的好處有很多，如改善高血壓、脂質異常、高血糖、強化腰腿肌力、提升心肺功能、燃燒體脂肪或活化腦細胞等。最近醫學研究，走路還能促進血清素的分泌、可預防或改善憂鬱症，效果備受矚目。

事實上，很多人都覺得開始走路後，心情就會變得愉快。自律神經失調者經常

生活節奏小叮嚀

規律的運動能讓人心情變愉快
透過走路可預防及改善各種生活習慣病。

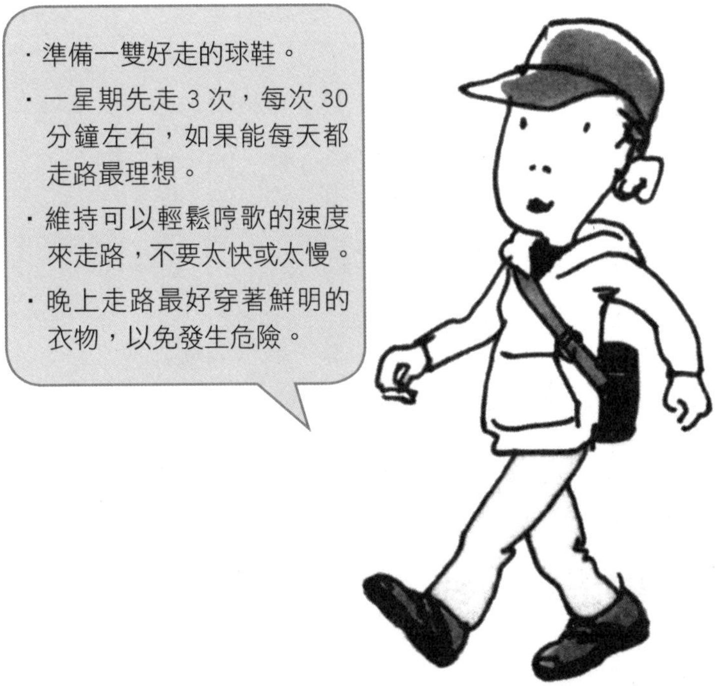
・準備一雙好走的球鞋。
・一星期先走 3 次，每次 30 分鐘左右，如果能每天都走路最理想。
・維持可以輕鬆哼歌的速度來走路，不要太快或太慢。
・晚上走路最好穿著鮮明的衣物，以免發生危險。

苦惱於各種不適症狀，心情大多很鬱卒，日子久了，生活節奏也會變得很單調，若能將走路當作每天必要的功課，必能為一天的生活增添不少色彩。

順便一提，簡單的「呼吸調息法」（P.100）或「嚼嚼口香糖」、「飲食的咀嚼動作」，也能促進人體血清素的分泌。

維持神經系統的健康不需要靠「蠻力」。「輕量運動」適合每一種體質與年齡，尤其具有節奏感、規律性、定時去做的柔軟操、走路等，特別有放鬆身心、穩定神經系統的作用。

61

活絡體溫調節機能

以冷熱的體感，刺激自律神經發揮作用

現代人自律神經失調的情況增多，主要原因之一就是——過著冷暖氣空調完善、過度被保護的生活。人類的身體原本具有生命恆定狀態（P.16），一感受到冷熱，下視丘即會發出指令，促使自律神經發揮調節體溫的作用。在寒冷的刺激下，交感神經處於優勢，可收縮血管，守住體溫；反之，在炎熱的刺激下，副交感神經處於優勢，會擴張血管促進排汗，讓體溫往下降。

但隨著冷氣的普及，這種原有的體溫調節本能少了運作的機會，對外界的適應力就跟著降低，罹患疾病的情況大增。為重新找回這樣的機能，有機會應該多去外頭透透氣，讓皮膚或氣管接觸外面的空氣，活絡自律神經的切換能力。

生活節奏小叮嚀

為了讓自律神經的體溫調節機能恢復正常，不要過度依賴冷暖氣，讓皮膚和氣管多接觸戶外的自然空氣。

62

保暖的要訣

注意身體的保暖，以促進血液循環

●持續「畏寒」容易造成自律神經失調

即使體溫調節機能可以正常運作，身體還是不能過寒。長時間讓身體處於寒冷的環境，或平常血液循環就不佳的話，交感神經會持續處於活絡的狀態，如此一來，血管收縮，血液循環變差，就會陷入身體畏寒感一直無法消除的惡性循環裡。最終不僅造成自律神經失調，也會帶來各式各樣的不適症狀。

所以有句話說：「畏寒為萬病之源」。為防止因畏寒感導致自律神經失調，平常可養成「半身浴」或「按摩」（P.185）等溫熱身體的習慣，以促進血液循環的流暢，維持身體溫度的最佳狀態。

生活節奏小叮嚀

慢性的畏寒感若置之不理，交感神經會持續處於優勢而失調。養成溫熱身體的習慣，可促進血液循環，放鬆身心。

63

吹冷氣的要訣

室內與室外的「冷熱溫差」不要超過5℃

●酷夏時小心身體不要過涼

近幾年來氣候越來越炎熱，若不待在冷氣房裡，很多人似乎都無法好好的工作或睡覺。但是，因為吹冷氣導致身體過涼，進而出現各種不適症狀的人也越來越多，這就是所謂的「冷氣病」，其代表性的症狀如倦怠感、頭痛、肩膀痠痛、腹痛、腰痛、月經失調、下痢、失眠等等。

「冷氣病」可說是因為吹冷氣導致身體過涼，以及室內和室外溫差過大，導致身體感覺不適，這兩大因素，都足以引起各種自律神經失調症。根據研究，掌管體溫調節機能的自律神經，能夠正常因應的溫差範圍約在5℃以內，過大的溫差，很容易造成自律神經的負擔。

所以，夏天有夏天的生理節奏（P.104），自律神經也應該要進入夏天的節奏。若因為愛吹冷氣而讓身體持續處於過涼狀態，最終就會造成自律神經失調的後果。其中還會有人呈現體溫調節機能不全的現象，像是雖然很熱卻流不出汗，如此一來，身體的熱度無法排除，就會大大增加了中暑的機率。

另外，原本生活就不太規律的人，因自律神經的平衡感較差，也容易得到「冷氣病」，特別是一整天都待在冷氣房工作、打電玩或上網，對身體的危害最大。

●在辦公室或百貨公司吹冷氣的要訣

去百貨公司或電影院等冷氣特強的場所，或長時間搭乘冷氣開放的遊覽車，要避免室內外冷熱的差異太大。尤其是女性在夏天喜歡穿著無袖上衣，最好套件薄外套或薄衫，避免冷氣直接吹在皮膚上。

一到夏季，記得要在辦公室展開「禦寒」大作戰。「寒氣」容易堆積於腳部，最好穿上薄絲襪或在膝蓋放條薄毯，如果真的太冷的話，背部或腰部放個暖暖包也很有效。此外，別忘了上廁所或起身休息時，做個簡單的體操，積極活動身體，也有助於促進血液循環喔！

生活節奏小叮嚀

設定冷氣的溫度時，要注意室內跟室外的溫差。為保持自律神經的平衡，夏天也要「禦寒」大作戰。

64

注意季節的更替

自律神經在「初春」最要小心保養

生理節奏會隨季節而出現變化（P.104），所以，人體必須配合四季的更替，隨時調整生活步調與飲食，使自律神經保持平衡。

●春天是氣溫與環境雙重變化的季節

一年之中，天氣最容易出現變化、溫差最劇烈的季節莫過於初春，這時一天之內可能同時出現晴天和雨天，白天的溫差也可高達10℃。而自律神經隨著生理節奏慢慢進入春天的模式，對於突然出現劇烈的氣溫變化無法順利因應，所以，有人會出現倦怠、失眠、畏寒、關節痛等不適症狀。

原本這些不適症狀如果只是短期間內的問題，藉由自律神經平衡機制即可消除，但在春季，氣候再加上工作、課業或環境的變化，更容易形成壓力，導致不適症狀未除反增。初春或初秋時生理出現的狀況，都跟氣候環境的變化特別有關，如低氣壓或高氣壓的移動速度加快，對敏感的神經系統會形成極大的衝擊。

針對初春或其他季節交替時的不適症狀，可透過「運動」或「半身浴」來溫熱身體，促進排汗，刺激體溫調節機能。只要持續實行一陣子，很容易就能讓自律神經重新回到平衡的狀態。

●低氣壓的日子可以多淋浴

自然天候中的氣壓，會影響到自律神經的平衡感。因低氣壓而天氣轉壞時，人體的副交感神經變得活絡，有的人就比較容易感到倦怠，這時可用熱一點的水淋浴，刺激交感神經振奮情緒。相反來說，高氣壓來臨的好天氣，交感神經處於優勢，身體的代謝力增強，人也會變得比較有活力，沐浴時的水溫就不宜太高。

●哪些時候身體容易出現不適感？

生理狀況容易受季節或天候影響的人，可以在日曆上記錄天氣、氣溫、濕度、氣壓或身體狀況。如此記錄1年後，就可以清楚掌握自己生理的特性。平常多去戶外透透氣，接受陽光和新鮮空氣的洗禮，也能逐漸鍛鍊體溫調節機能喔！

生活節奏小叮嚀

初春要留意「後母變臉」似的氣溫變化。身體常保暖，刺激體溫調節機能，有助調整自律神經。

65

飲食習慣

吃飯時要開心且細嚼慢嚥

●心情放輕鬆，吃飯比較容易消化吸收

你認為吃飯只是餵飽肚子的「例行作業」嗎？三餐要吃什麼當然很重要，但該「怎麼吃」的重要性也不容小覷，如果迫於時間壓力而用餐囫圇吞棗，會帶給身心很大的負擔。

原本吃飯就應該放輕鬆，好好品嚐食物的滋味，用悠哉的心情慢慢地享用，如此可以讓自律神經的副交感神經處於優勢，促進胃液與唾液的分泌，不僅能活絡胃腸的蠕動，還能增強消化與吸收能力。

反過來說，短時間內緊張兮兮的用餐，或帶著焦慮不安的情緒，精神充滿壓力的吃飯，會讓交感神經一直處於優勢狀態，胃腸的功能受到壓制，消化液的分泌量也會變少，如此一來，飯後常會覺得消化不良，或根本缺乏食慾。

飲食習慣小叮嚀

在放鬆狀態下，副交感神經處於優勢，可促進唾液或消化液的分泌，促進消化吸收。

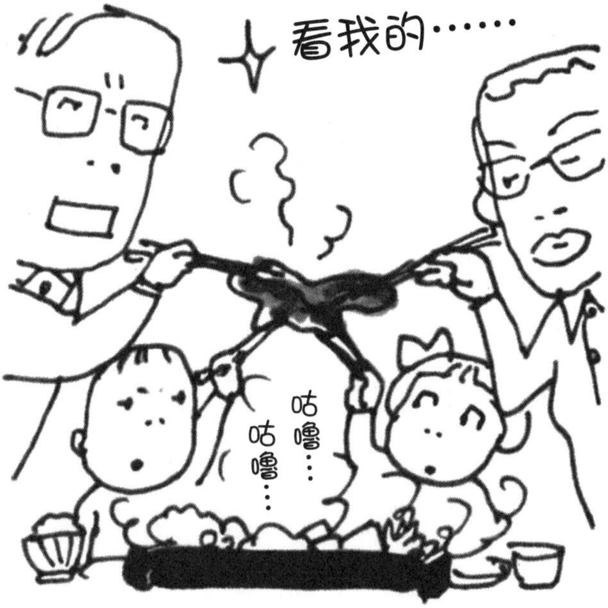

●讓心靈獲得滿足地用餐

比起自己一個人用餐，跟好朋友或家人邊聊天、邊吃飯的用餐方式，不管是肚子或心靈都會感到比較滿足吧！這是因為在愉快的氣氛下，副交感神經處於優勢，消化吸收率較佳，比較容易獲得進食與情感溝通上的滿足感。

所以，就算常常單獨用餐，記得在餐桌上插瓶鮮花，或擺上漂亮的餐墊，營造令自己愉悅的用餐氣圍。

66

飲食習慣

早餐可以活絡自律神經的切換

●規律的飲食習慣可以調整生理節奏，並且創造生活節奏

自律神經的生理節奏，即為夜晚就寢為「副交感神經」處於優勢的休息模式，以及起床後切換成「交感神經」處於優勢的活動模式（P.14）。而「早餐」正是切換這兩種模式最好的開關。

吃完早餐後，口腔、食道與胃腸等處的消化道肌肉開始活動，在體內產生熱能。這樣的作用，使就寢時下降的體溫得以慢慢上升，讓交感神經逐漸處於優勢，以準備白天的活動。

此外，早餐還能補充就寢時減少的能量，特別是腦部唯一的能量來源「葡萄糖」一定要補足。血液裡的葡萄糖，約有50%都被腦部給消耗掉，但是，腦又無法事先儲備這些葡萄糖，所以，每天一定要吃早餐，才能補充睡覺時耗掉的能量。

另一方面，早餐也有調整排便規律性的功能，當食物一進入胃裡就引發便意的反應，我們稱為「胃結腸反射」。而吃完早餐後，正是最容易引起這種反射的時機，如果因精神壓力造成「大腸激躁症」（P.162）的人，若能吃早餐後順利排便，會覺得比較安心，避免在上班或上課的搭車途中，出現想上廁所的窘境。

●不吃早餐也會影響心理層面

以前就有研究顯示，憂鬱症患者很多都沒有吃早餐的習慣。其實，吃早餐不僅能改善憂鬱症狀，還有預防發病的效果，所以不要忽視它的重要性。平常吃早餐，養成規律的飲食習慣，可以調整生活節奏，確實供給就寢時消耗掉的各種營養素，活化腦部機能，對於憂鬱症的改善與預防有絕佳的效果。

如果已經習慣不吃早餐，不妨先從簡單的優格、牛奶等乳製品，或是香蕉等水果開始吃起。等養成吃早餐的習慣後，一起床自然就會產生食慾，更能注意到早餐的均衡營養了（P.138）。

飲食習慣小叮嚀

身心的健康節奏，要從早餐開始做起。

吃早餐可讓自律神經的開關從「靜態」切換成「動態」。

67

飲食習慣

充分咀嚼可以促進消化，也能讓人放輕鬆

●透過咀嚼產生的各種效果

細嚼慢嚥，充分咀嚼食物，可以促進唾液分泌，幫助胃腸消化與吸收。飲食對自律神經的影響，主要原因是在於身心呈現緊張狀態時，交感神經會處於優勢，抑制了唾液的分泌，所以，人一緊張，就會覺得嘴巴很乾很渴，在這樣的狀態下用餐，胃腸當然無法好好地消化吸收。

反之，若在身心放鬆的狀態下用餐，副交感神經會處於優勢，就能充分分泌出唾液，促進胃腸的消化。尤其當你細細咀嚼食物，拉長咀嚼的時間，慢慢地進食，副交感神經得以進入活絡的狀態時，情緒也會跟著穩定下來。

此外，充分咀嚼的動作，可以讓腦內分泌一種名叫「組織胺」的物質，這種腦內組織胺可刺激「滿腹中樞」，讓人在吃完適量的食物後就能產生飽足感，加上它還能促進正腎上腺素的分泌，有助於內臟脂肪的燃燒，等於間接產生減肥的效果。

咀嚼的動作，能讓一有規律運動，就大量分泌的腦內傳達物質「血清素」增

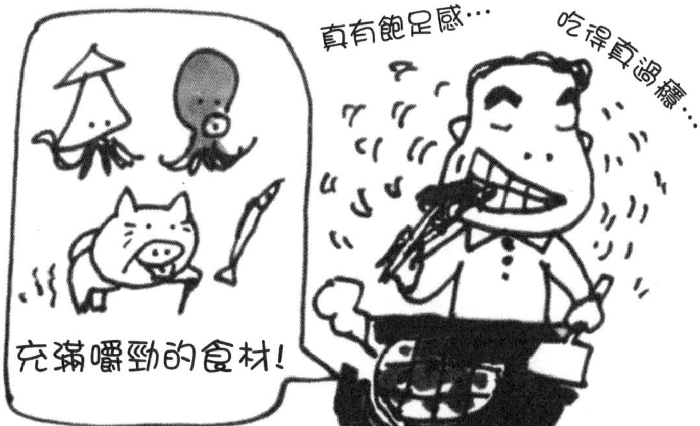

加，達到穩定情緒的效果（P.124）。所以，很多運動選手會在比賽中咀嚼口香糖，也是為了緩和緊張的情緒，藉此促進最佳的能力表現。

●找有口感的食物，每一口咀嚼30次

咀嚼的標準是每一口咬30次。但若實際上去數數看，要刻意咀嚼30次似乎不是很容易，所以，食物必須具有一定的口感與嚼勁，才有辦法達到咀嚼30次的頻率。現代人偏愛細嫩軟綿的食物，無法提供充分的咀嚼感，不妨在料理中搭配根菜類、肉類、魚乾、章魚或花枝等具有嚼勁的食材，增加咀嚼的次數。

利用有嚼勁的食物，充分滿足咀嚼慾望，可以避免攝取過多食物造成胃腸負擔和神經失調。

飲食習慣小叮嚀

充分咀嚼不僅可促進消化吸收，提升新陳代謝率，還具有減肥瘦身與放鬆身心的效果。

飲食習慣

用心攝取紅、黃、綠3色食物

● 3餐都吃3色食物，攝取均衡的營養

想調整身體狀況，擁有健康的生活，在飲食方面必須均衡地攝取各種營養素。基本上，只要能吃到各類的食品，就能攝取到某種程度的養分。但有些人平常就不是很在意這個部分，好像只要吃飽就好……，營養就容易產生偏失。當然，若在食材上過於斤斤計較，反而也會形成壓力，少了飲食上的樂趣。

所以，為了確保均衡的飲食，又不刻意去記一些複雜的規則，可概略地將食品區分為紅、黃、綠3個顏色，以「3色食物」當作每餐攝食的標準：

- **紅色食物類**──紅色等同於肉類的顏色，代表魚、肉等「蛋白質」含量豐富的食材顏色。所以，大豆或雞蛋、牛奶等食品也歸類於紅色。
- **黃色食物類**──像是米或小麥的顏色，等同於米飯、麵包或麵食類等提供身體熱量的「碳水化合物」，所以，芋薯類、砂糖或油脂類也歸類於黃色。

飲食習慣小叮嚀

不需要斤斤計較的計算食材配比，多色彩、多元化是最大的營養原則。

3色食物

紅色食品	**製造血液或肌肉 →蛋白質** 肉類、魚類、蛋類、大豆、大豆製品、牛奶、乳製品
黃色食品	**成為能量的來源 →碳水化合物** 米飯、麵食類、芋薯類、油脂類、砂糖類
綠色食品	**調整身體的狀況 →維生素等養分** 黃綠色蔬菜、其它的蔬菜類、蕈菇類、海藻類、水果類

・**綠色食物類**——綠色食物最大宗的當然就是蔬菜的顏色，主要提供「維生素」和「纖維質」等養分以調整身體的狀況。

自己設計菜單時，只要想起如同交通號誌的紅黃綠3種顏色，就能輕易解決搭配菜色的困擾。就算吃外食也要記得選擇「紅＝魚肉蛋奶」、「黃＝五穀雜糧」、「綠＝蔬菜水果」等多元組合的菜色。

而且，每一餐都要攝取「3色食物」，從相同的食品類群做不同的組合，就能變化口感，增加樂趣。

69

飲食習慣

外食也儘可能選擇多種類食材

上班族或學生的外食午餐，經常都是便當或麵食等類型，如果用前面所說的「3色食物」這個標準評估這些外食，顯然很多午餐都營養失調。尤其是麵食類，「綠色」的食物嚴重不足，最好加個燙青菜或涼拌菜，或者是選擇蕎麥麵、蔬菜份量比較多的麵食品項，補充足夠的維生素與纖維質。

比起乾麵、肉燥飯這類「單項食品」，定食、組合套餐或可自行挑菜的自助餐，顯然較能攝取到更多樣化的營養。若午餐選擇清淡的三明治或握壽司，記得再加盤青菜沙拉，或是喝一點蔬果汁為營養加分。

飲食習慣小叮嚀

食材種類越多的菜色，越能攝取均衡的營養。若選擇單項食品，記得加入1～2樣蔬果類配菜。

70

飲食習慣

太晚吃晚餐「7分飽」就好，並於就寢前2小時吃完

晚餐最好不要太晚吃。但有些人因為工作的關係，常常比較晚才吃飯，就生理節奏來看，夜間乃為副交感神經處於優勢，身體切換成休息模式的時間帶。如果太晚吃飯，胃腸為了消化食物，明明應該睡覺了卻還在工作，也會影響調整生理節奏的自律神經之平衡。

如果一定要很晚才能吃飯，至少在就寢前2小時吃完，這樣就可大幅減輕胃腸的負擔。選擇清粥小菜等好消化的食物，會比油炸或熱炒類好，而且，只要吃7分飽就該停止進食。像肉類或較油的料理，需要長時間才能消化，若很晚吃下肚，到了隔天早上胃腸還是很疲憊的在工作，會讓人失去胃口，從此打亂了日常飲食的節奏。

飲食習慣小叮嚀

需要很晚用餐時，好消化的食物可減輕胃腸的負擔。晚餐只吃7分飽，以免影響隔天早餐的胃口。

71

營養均衡

不用把肉類和蛋類當作洪水猛獸

一提到「膽固醇」，大家都認為它是健康的大敵，特別是很多中老年人都會刻意避開肉類、雞蛋或油類料理。其實，膽固醇是製造身體細胞和荷爾蒙的材料，也是很重要的營養素，不用把它當作洪水猛獸。

如同前面「3色食物」所介紹，飲食的重點在於營養均衡與否，請把肉類、雞蛋、魚類或大豆等當作「紅色食品」之一，適量且均衡地攝取。

另外，自律神經失調的常見症狀之一，就是「憂鬱症」。有關膽固醇與憂鬱症的關係，根據東京都老人綜合研究所的專家近幾年研究分析，出現值得玩味的調查結果：膽固醇攝取量偏低者，比較容易有憂鬱傾向，尤其是「LDL膽固醇（壞的膽固醇）」偏低者，特別容易感到憂鬱。專家認為，這是因為神經傳導物質「血清素」的分泌，跟膽固醇有密切關係的緣故。

想讓體內的副交感神經處於優勢，舒緩緊繃的神經達到放鬆的狀態時，需要血

飲食習慣小叮嚀

不需要對肉類或蛋奶敬而遠之，維持適當的膽固醇濃度，有助於預防憂鬱症。

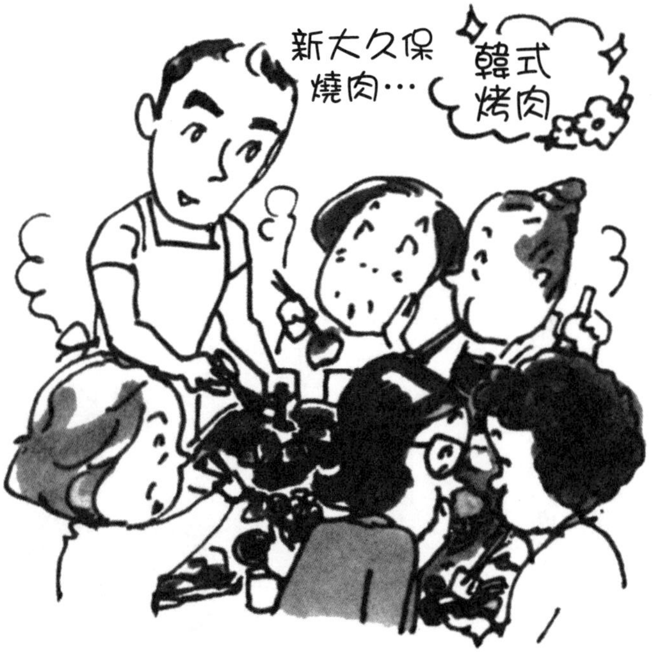

清素這種神經傳導物質。而且，血液裡要有一定濃度的膽固醇，血清素才能正常接觸神經受體，發揮原有的機能。

如果說憂鬱症患者的背後，潛藏著自律神經失調的病因，那自律神經失調者也會出現憂鬱症，兩者密不可分。

為避免出現這些症狀，平常要多注意攝取適量的膽固醇，以維持血清素的濃度。更何況肉類或蛋類的蛋白質裡，也含有製造血清素的材料——「色胺酸」這種必須胺基酸，真可謂一石兩鳥呢！

72

小嗜好

甜食有助於增加血清素濃度，減輕身心壓力

很多人一吃甜食，就會覺得好幸福……，當你感到幸福時，腦內負責讓情緒趨於穩定的血清素這種神經傳導物質就會增多。人體需要足夠的血清素，來抑制因為壓力而趨於活絡的交感神經，若血清素分泌不足，人體就會持續處於壓力狀態。

血清素可透過蛋白質內的色胺酸這種胺基酸加以製造，但這種物質在血液裡的葡萄糖作用下，會率先進入腦部，若持續攝取過多的甜食，腦部根據以往的經驗，會想要攝取更多的甜食以獲得滿足感，反而增加糖尿病或肥胖的風險。

所以，平常吃甜食少量即可，最好多多攝取含有色胺酸的魚肉類，以正確的食物來增加血清素的濃度。

飲食習慣小叮嚀

甜食可以增加血清素的濃度。飯後可吃少許甜食，但不宜攝取過量。

73

小嗜好

酒是「百藥之長」還是「穿腸毒藥」，取決於你怎麼喝

適量飲酒可消除壓力，放鬆身心。跟家人或三五好友邊聊邊小酌，享受愉快的氛圍，也能改善自律神經失調的症狀。但是，有種狀況一定要特別注意——因為某次喝醉了，思考力或感覺變遲鈍，誤以為自己的自律神經失調症狀好轉，又開始常常喝酒。

俗話說「酒為百藥之長」，事實上，酒也被證實可增加HDL膽固醇（好膽固醇），但是，酒可不能取代藥物，若一天喝得比一天多，小心變成「酒精依賴症」。

而且，每個人的酒量不同，可參考1天最多1罐啤酒的承受量為上限。切記，小酌怡情，每次喝酒不超過自己的酒量，每週至少完全戒酒一天，讓肝臟能獲得喘息。

飲食習慣小叮嚀

適量飲酒有助於放鬆身心。
小心不要酒精上癮或過量飲酒。

74

小嗜好

不管喝茶或咖啡，重要的是飲用時間

咖啡、紅茶或綠茶等茶類所含的咖啡因，可活絡人體內的交感神經。有報告指出，喝完咖啡或茶類20～30分鐘後，心跳數或血壓都會增加，因此睡前喝這些飲品容易讓人睡不著。

白天上班時，為調劑心情或達到提神的效果，比較適合喝點咖啡或茶類。可是，自律神經失調者，平常交感神經就很活絡，若又喝太多含咖啡因的飲料，不適的症狀恐怕更難消除，如果真的想喝，也請在白天的時段飲用，而且少量飲用。

另外，有些可消除疲勞的營養飲品或提神飲料，也同樣含有咖啡因，要喝之前先確認一下成分比較好。

飲食習慣小叮嚀

自律神經失調者，不宜過度飲用含咖啡因的飲品。最好也不要在睡前喝。

75

小嗜好

喝花茶，有助於舒緩原因不明的不適感

喝花茶可以舒緩自律神經失調引發的不適症狀，像是想減輕頭痛或肩膀痠痛感，可喝薄荷或薰衣草茶；想舒緩不安、憂鬱或焦慮感，可喝薰衣草、牛膝草（馬郁蘭）茶；而伊蘭伊蘭、迷迭香或佛手柑茶等，都可以治療失眠。

你可以根據自己的症狀，或是當下的心情，選擇想喝的花茶，並加點蜂蜜或檸檬來提味。市面上有各式各樣的花茶包，你也可以將新鮮的薰衣草葉或花朵放進茶壺裡，加入開水直接沖泡飲用；或是將採收的香花香草植物乾燥後，放進密封罐裡保存，當作乾燥花材來備用。

飲食習慣小叮嚀

飲用花茶，有助舒緩種種令人不適的症狀。可配合症狀時性，選擇自己喜歡的花茶味道。

營養素──維生素類

壓力越大，越需要攝取維生素B群與C

●常感壓力者，會消耗大量的維生素

自律神經失調者，大多都是生活在充滿壓力的環境中，這種生活狀態會消耗大量的維生素B群與維生素C。

維生素B群乃維持神經正常運作必備的維生素，尤其是維生素B_1，能幫助腦部的營養來源「糖分」能量化，讓中樞神經或四肢的末梢神經維持正常的機制。

・**維生素B_1的功能**──身體若缺乏維生素B_1，除了容易倦懶或疲憊外，腦部的能量不足，也會讓人感到焦慮或易怒。

・**維生素B_6的功能**──維生素B_6跟血清素等神經傳導物質的合成有關，若缺乏維生素B_6，人容易陷入抑鬱的情緒中。

・**維生素B_{12}的功能**──維生素B_{12}是神經細胞裡蛋白質或核酸合成與修復時必要的維生素，若攝取不足，會導致喘息、四肢麻痺或情緒不穩等症狀。

・**維生素C的功能**──維生素C跟對抗壓力的荷爾蒙「皮質醇」的合成有關。人一受到壓力時，副腎皮質就會分泌皮質醇，幫助人們抗拒壓力。所以，壓力越大的人，越需要攝取足量的各種維生素類。

●維生素B群從魚肉類攝取，維生素C從蔬果類攝取

維生素B群與維生素C都屬於水溶性維生素，無法儲存於體內，就算一次大量攝取，無法吸收的部分還是會被排出體外。所以，重點是每天都要多從食物裡補充維生素。

像豬肉等肉類或魚類、豆類、五穀類，都含有豐富的維生素B群，而蔬菜或水果則含有很多維生素C。一般的維生素C不耐高溫，但青椒、苦瓜或芋薯類裡的維生素C確很耐熱，即使加熱也不易流失，可多多食用。此外，令人意外的是，牛肝或豬肝、火腿裡面也含有豐富的維生素C呢！

飲食習慣小叮嚀

維生素B群與維生素C都具有抗壓效果。因屬於水溶性，容易流失，需要經常從食物裡攝取補充。

77

營養素—維生素類

更年期原因不明的不適感，需要補充維生素E

●荷爾蒙改變，也會影響自律神經

女性在40幾歲～50幾歲，進入所謂的「更年期」之後，因體內的荷爾蒙分泌量慢慢減少，容易打亂自律神經的平衡。所以，很多女性會苦於暈眩、盜汗、畏寒、喘息、失眠、焦慮、頭痛、肩膀痠痛等各種原因不明的不適感，這就是所謂的「更年期障礙」。

有些人原本就有自律神經失調的問題，加上更年期障礙，症狀就會更嚴重。相對的，有的人則因為進入更年期，導致自律神經失調症狀更難以舒緩。由此可知，自律神經失調與更年期障礙關係密切。也由於女性荷爾蒙變化比較大，女性比男性更容易出現自律神經失調的問題。

●更年期女性不可欠缺維生素E與異黃酮

荷爾蒙分泌量衰退的更年期女性，需要攝取充足的維生素E。女性特有的荷爾蒙為「黃體荷爾蒙」，可維持正常的月經週期或妊娠狀態，這種荷爾蒙常需要維生素E才能合成，維生素E也可用於治療更年期障礙。

另外，更年期女性可搭配維生素E，積極攝取異黃酮這種營養素。異黃酮的構造與功能類似女性荷爾蒙，可以減輕更年期女性的不適感。此外，異黃酮還能防堵骨骼溶出鈣質，避免因鈣質攝取量不足而造成焦慮。

- **維生素E的功能**──維生素E屬於脂溶性維生素，常見於杏仁或榛果等堅果類的油脂成分中。而葵花油或棉籽油等植物油，也含有豐富的維生素E。
- **異黃酮的功能**──異黃酮的成分常見於大豆等豆類中，平常可多吃豆腐或納豆等大豆製品。

飲食習慣小叮嚀

減少的女性荷爾蒙，需要維生素E幫忙合成。構造類似荷爾蒙的異黃酮，也是更年期女性不可缺的營養素。

營養素——礦物質類

多補充鈣質，可減少焦慮不安

自律神經失調的患者，除了身體上出現不適感，也會有焦慮不安、易怒等不穩定的情緒，當體內鈣質攝取不足時，更會助長這些症狀。

鈣質可以鎮定精神上的興奮感，讓情緒穩定下來，乃神經傳導時不可欠缺的營養素。此外，鈣質還有一個重要的功能——維持心臟跳動的規律性，有助於改善心悸或胸悶、壓迫感等不適症狀。

平常可多攝取乳酪、優格或牛奶等乳製品、大豆製品或海藻類，確保身體擁有足量的鈣質。尤其是乳製品裡的鈣質容易為人體所吸收，最好每天早上養成吃「優格」的習慣。

飲食習慣小叮嚀

鈣質可以鎮定精神上的興奮感，維持心臟的規律性。乳製品中的鈣質容易被吸收，可多多攝取。

79

營養素──礦物質類

均衡攝取鎂與鈣

肌肉收縮時，肌肉細胞會吸收鈣質，這時負責調整這項功能的營養素就是「鎂」。就自律神經失調的症狀來看，會出現四肢顫抖或肌肉痙攣等症狀，很可能是鎂攝取不足的緣故，像眼皮一直跳，也是鎂攝取不足的典型症狀。另一方面，肌肉若吸收了過量的鈣質，也會不利於收縮，引發痙攣或顫抖。

所以，鈣質與鎂的攝取量要均衡，最好是鎂為1，鈣質為2～3的比例最理想。雖然很多食品都含有鎂，但糙米或雜糧裡的含量較多，平常不妨將白米換成糙米，或摻雜一些雜糧一起烹煮比較營養。

飲食習慣小叮嚀

鎂攝取量不足時，容易引發肌肉痙攣。多吃糙米或雜糧，可避免鎂的攝取量不足。

80

多吃魚肉類補充鐵質，以避免貧血

營養素—礦物質類

●一旦貧血，自律神經失調的全身症狀更不容易好轉

自律神經失調的症狀中，倦懶、喘息、起立式暈眩、頭昏恍神等，同時也是貧血患者常見的症狀。

要判斷是不是貧血，一做「血液檢查」就知道，但原本就貧血的人，一旦出現自律神經失調，症狀就會顯得更嚴重。必要時可請醫師開立鐵劑等處方，緩解貧血或神經失調帶來的各種不適。

尤其女性因月經排血等因素，比男性容易缺少鐵質，記得平常的飲食要攝取足量的鐵質，以避免出現缺鐵的症狀。

●魚肉類裡的鐵質比較容易被吸收

除了常見的豬肝、紅肉、鰹魚或小魚乾、蛤蜊、牡蠣等貝類外，大豆或黃豆粉、納豆等豆類製品，蔬菜裡的蘿蔔乾、油菜、羊栖菜，或海苔等海藻類，也含有

飲食習慣小叮嚀

一有貧血，自律神經失調的症狀會更加明顯。鐵質可跟維生素C一起攝取，以提高吸收率。

各種富含鐵質的食品

（ ）內為每100g的鐵質含量（mg）

動物性食品	植物性食品
豬肝（13.0）	羊栖菜乾（55.0）
雞肝（9.0）	岩燒海苔（48.3）
牛肝（4.0）	蘿蔔乾（9.7）
雞蛋（1.8）	清燙油菜（2.1）
烤鰤魚（2.3）	乾燥木耳（35.2）
鮮鰹魚（1.9）	水煮大豆（1.8）
鮪魚紅肉（1.8）	油豆腐（4.2）
小魚乾（4.5）	黃豆粉（9.2）
水煮蛤蜊（37.8）	烘焙芝麻（9.9）

取自日本食品標準成分表

※ 1天的建議攝取量：成人男性7.0～7.5mg、成人女性10.5～11.0mg（更年期女性為6.0～6.5mg）。

豐富的鐵質。

這些食材比較起來，其中以肉類或紅肉魚裡的鐵質最優。魚肉類裡的「肌紅蛋白」擁有人體好吸收的血基質鐵，容易被人體所利用。而蔬菜或海藻所含的非血基質鐵，吸收率只有血基質鐵的1／5～1／6。但是，若跟動物性蛋白質或維生素C含量多的食材一起攝取，就能提高吸收率。

所以，吃魚肉類記得搭配青椒或青花椰菜等黃綠色蔬菜，或於飯後吃點水果，以增加鐵質吸收率。反之，紅茶或綠茶裡的單寧酸會妨礙鐵質的吸收，真想喝茶的話，選擇單寧酸含量少的煎茶或花茶類茶飲。

81

營養素—蛋白質

調節自律神經，需要足夠的蛋白質

●蛋白質攝取不足，自律神經容易失調

腦部的神經傳導物質「血清素」，可以抑制因壓力或緊張而變得活絡的交感神經，讓有助於放鬆身心的副交感神經處於優勢。而身體為了順利分泌這種血清素，就需要可作為其材料的「色胺酸」（P.114）。色胺酸是蛋白質裡的一種必須胺基酸，這種胺基酸無法於體內合成，一定要從飲食裡補充。

事實上，當交感神經處於優勢時，身體必要的多巴胺或正腎上腺素等神經傳導物質，也要透過必須胺基酸「苯基丙胺酸」等加以製造。

由此可知，想讓自律神經正常運作，必定得攝取足夠的必須胺基酸，才能適度分泌出血清素或正腎上腺素等神經傳導物質。所以，平常記得多多攝取含必須胺基酸的蛋白質類食品。

飲食習慣小叮嚀

自律神經運作時，不可或缺的神經傳導物質，必須透過蛋白質裡的必須胺基酸加以製造。

各種富含蛋白質的食品

（ ）內為每100g可食用部分的蛋白質含量（mg）

動物性食品	
・牛里肌肉（21.3）	・牛腱肉（18.9）
・牛肩里肌肉（13.8）	・豬腰內肉（22.8）
・豬腱肉（22.1）	・豬里肌肉（19.3）
・雞胸肉（24.6）	・雞腿肉（22.0）
・雞蛋（12.3）	・牛奶（3.3）
・鹽漬鮭魚卵（32.6）	・鮪魚（26.4）
・鹽漬鯖魚（26.2）	・鰹魚（25.8）
・沙丁魚乾（23.1）	・鮮鱈魚卵（24）
植物性食品	
・凍豆腐（49.4）	・黃豆粉（35.5）
・納豆（16.5）	・熟大豆（16.0）
・板豆腐（6.6）	・油豆腐（19.6）

取自日本食品標準成分表

※ 1 天的建議攝取量：成人男性 60g、成人女性 50g（男女均為 18 歲～ 70 歲）。

●不必過度戒懼肉類或魚類，要適量攝取

胺基酸總共有20種，其中9種屬於必須胺基酸。身體必須均衡攝取這些必須胺基酸，才能正常地發揮該有的功能。

可多吃肉類、魚類、雞蛋、牛奶或優格等動物性蛋白質。若想透過植物性蛋白質攝取，豆類是很好的選擇，大豆、豆腐、豆渣、納豆等大豆製品為主，加上紅豆、蠶豆等其他豆類，營養就很豐富了。

82

營養素－DHA

青肉魚有穩定情緒的效果

●DHA不只能讓血液保持「高度流動性」…

一提到DHA（22碳6烯酸），大家都知道它跟EPA（20碳5烯酸）一樣，能讓血液保持高度的流動性，以預防血栓或動脈硬化。當血液的流動性變得順暢，也能改善記憶力和預防癡呆症等其它效果。

而且，最近的研究顯示，DHA還能有效紓緩因壓力引發的情緒不穩，或憂鬱症等精神方面的症狀呢！這可能是當副交感神經要處於優勢時，DHA有助於血清素或褪黑激素等神傳導物質發揮功能的緣故。

●青肉魚富含DHA，不同部位或季節的含量也不同

鮪魚、鯖魚、秋刀魚、沙丁魚、鮭魚、鰻魚等，都是富含DHA的魚類，其中尤以青肉魚類含量最豐富。

各種魚類所含的DHA和EPA

食品名稱（可食用部分 100g 中）	DHA（mg）	EPA（mg）
黑鮪魚（瘦肉）	120	27
黑鮪魚（油花多）	3200	1400
南鮪魚（瘦肉）	7	2
南鮪魚（油花多）	2700	1300
潤目沙丁魚（魚乾）	620	340
沙丁魚（新鮮）	1300	1200
銀鮭魚（新鮮）	1200	740
鰻魚（蒲燒）	1300	750
鰹魚（春穫）	88	24
鰹魚（秋穫）	970	400

取自日本食品標準成分脂肪酸成分表

※ 1 天的建議攝取量：DHA 加上不飽和脂肪酸 EPA 一共是 1g（1000mg）

有些魚類在多油花的部位和瘦肉部位，DHA的含量差異很大。尤其是鮪魚，油花多的腹部比起瘦肉部位，DHA含量多達數十到數百倍。此外，像鰹魚，季節不同DHA含量也不一樣，秋天捕獲的鰹魚通常會比春天的鰹魚含量多達十倍以上。

魚類經過紅燒或燒烤的烹調方式，很容易釋出裡面的DHA，像帶汁的煮物或湯品，或是淋上煮汁的吃法，都能讓人吸收更多的DHA。當然，生魚片也是不錯的吃法。

飲食習慣小叮嚀

DHA可穩定情緒，減少憂鬱感。

可選取魚肉的不同部位，有效攝取更多的營養素。

83

調整胃腸功能

少吃刺激性食物，用「腹式呼吸」緩和症狀

●胃酸分泌過多，或胃部運動不全所引發的不適感

很多自律神經失調者，胃部經過精密的檢查雖然都沒發現異狀，但卻會出現胃痛、胃灼熱、消化不良、食慾不振等症狀，這其實就是所謂的「機能性胃腸症候群」，以前被稱作「壓力性胃炎」或「神經性胃炎」。

當自律神經一失調，身體的消化功能變差，或胃裡沒有食物卻分泌過多的胃酸，都容易引發胃部的不適感。

●吃點稀飯或喝點清湯，觀察症狀的發展

當出現胃痛、胃灼熱，容易打嗝或缺乏食慾等不適感時，吃的東西宜少量，且要慢慢咀嚼。萬一胃疼得厲害，可吃點稀飯或喝點清湯，觀察症狀的發展，這時比較適合吃雞肉、白肉魚或豆腐等清淡好入口的食物。記得以「少量多餐」的方式進

飲食習慣小叮嚀

選擇刺激性少的食物，慢慢地進食。酒精性飲品或香菸都要暫停。

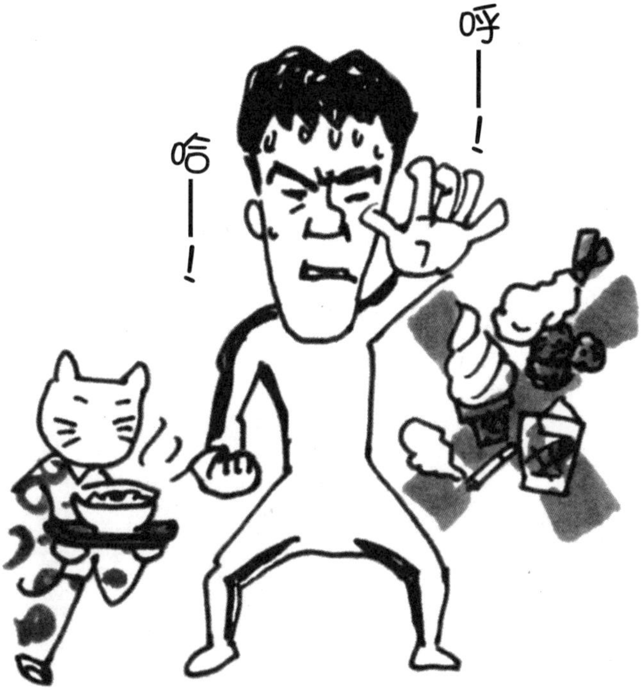

食，不要空腹，以免胃更不舒服。

胃部不適的時候，當然不要吃太油、太涼、過熱或纖維過多的食物，辛香料等刺激性強的食材也要避免。另外，會刺激胃黏膜的酒精性飲品或香菸都要暫停，果汁或碳酸飲料也會促進胃酸分泌，所以盡量少喝。

注意飲食攝取的控制之外，再加上實施「腹式呼吸法」來調息（P.100），就能有效調整自律神經，舒緩胃疼等症狀。

調整胃腸功能

蔬菜湯可以改善大腸激躁症

●膳食纖維可以改善下痢或便秘等症狀

長期性的壓力之下，一旦導致自律神經的中樞系統「下視丘」功能發生異常後，自律神經會失去平衡，會讓人在上班途中或開會之前等重要的時間點，容易突然出現腹痛或下痢等症狀，這稱之為「大腸激躁症」。這種大腸激躁症除了「下痢型」以外，還有「便秘型」，或更慘的是下痢與便秘症狀輪流出現的「交替型」，多改善飲食生活有助於治療。

如果是「下痢型」的大腸激躁症，要少量多餐地進食，避免吃太涼或刺激性過強的食物。蔬菜可切成1 cm小塊狀，以減少纖維的長度，並煮成蔬菜清湯或蔬菜粥。

如果是「便秘型」的大腸激躁症，要補充水分與膳食纖維，並多喝開水、熱茶。也可以多吃用蔬菜、海藻或豆類煮成的蔬菜湯來補充膳食纖維，吃飯前後搭配吃些水果或優格。

萬一是「交替型」的大腸激躁症，飲食以8分飽、清淡為宜。

飲食習慣小叮嚀

下痢型可以吃少刺激、短纖維的蔬菜清湯。便秘型則需要熱飲與足夠的膳食纖維。

適合下痢型的飲食

● **蘋果泥**

蘋果去皮切成 4 瓣，中間的芯切除。每 1 次半顆，磨成泥後放入耐熱皿中微波加熱 1 分鐘。用湯匙拌勻食用，或加點蜂蜜風味更好。

● **蔬菜湯**

把馬鈴薯、胡蘿蔔、洋蔥、瓠瓜、通心粉和青花椰菜切成 1cm 小塊狀，加入高湯塊和月桂葉一起燉煮成蔬菜湯。

適合便秘型的飲食

● **蔬菜湯**

把長蔥（切斜片）、豆芽菜、青江菜、裙帶菜、木耳、蕈菇和冬粉一起煮成蔬菜湯，加入雞湯塊、胡椒鹽或醬油調味。

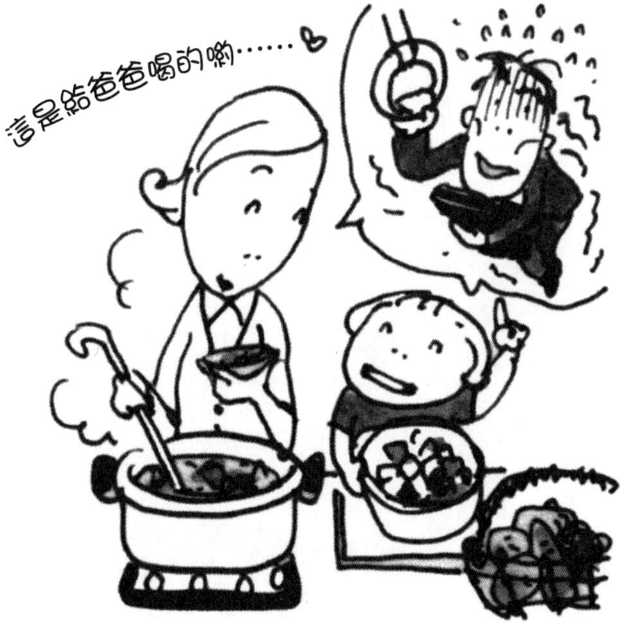

85

調整胃腸功能

益生菌可整合腸內環境，有益身體健康

●壓力會讓自律神經失調，影響腸子功能

自律神經失調，甚至引發大腸激躁症的原因，都跟「壓力」有很大的關係。而這種壓力所帶來的影響之一，就是主宰腸道環境的益菌、壞菌，以及屬於中間派的日和見菌，3者之間的平衡出現了變化。

在腸道裡，若屬於益菌的「比菲德氏菌」處於優勢，腸道環境會變好，消化、吸收與排便功能都很正常，腸子的蠕動也非常活絡。但若是屬於壞菌的「威爾士菌」取得優勢，腸道環境則會變差，容易引發腹痛或下痢，排出臭便便或臭屁屁。人一有壓力，不僅壞菌會增加，屬於牆頭草的「日和見菌」也會跟著變成壞菌，益菌就越來越少了。

要讓益菌增多，腸道環境變好的必殺技，就是「補充益生菌」。所謂的「益生菌」是以活菌之姿抵達腸子，具有整合腸道環境的功能，凡是有益人體健康的微生

物，或含有這些微生物的食品都可常吃，其中以優格和乳酸菌飲料最有名。而且，有些經科學實驗證實效果明確的益生菌，也被製作成各種健康食品於市面販售，但因不同商品的菌株不一樣，效果更是因人而異，需要者應多方比較再選購。

此外，還有很多利用乳酸菌製成的發酵食品，如味噌、醬油、納豆、米糠醬菜、泡菜等，都是能讓腸道裡的益菌取得優勢的食品。

不過，持續性出現下痢，也有可能不是因為壓力，而是原本應該只存在於大腸的腸道細菌，因為感冒或食物中毒等緣故，跑進小腸而引起的症狀。以人體的自我保護反應來說，這時小腸會把這些腸道細菌當作異物，努力將它們排出體外，因而引發下痢腹瀉等症狀。

若是覺得下痢的原因不單純，還是找專業醫師診查比較安心。

飲食習慣小叮嚀

比菲德氏菌等益生菌，可增加腸道益菌叢，改善胃腸的不適感。

86

保暖的要訣

少吃冰冷的食物，多吃溫熱料理

●身體一感到寒冷，就會牽動自律神經

自律神經負責調節人體的體溫與血液循環，若失去平衡，就容易引發身體畏寒或血液循環不良等症狀。近幾年逐漸增加的「低體溫症狀」，據研究也跟自律神經失調有關，一般體況正常的人，當身體一感到寒冷，也會牽動自律神經，若反應不順暢就會導致失調，可見自律神經和氣溫寒冷兩者關係非常密切。

●別讓身體受涼，多吃溫熱的料裡

如果平常就養成不讓身體感到虛寒的飲食習慣，就能確保自律神經持續處於平衡的狀態。所以，首要之務是少吃冰涼的食物或少喝冷飲。這些冰冰涼涼的食物或飲品會影響胃腸的功能，容易導致消化不良或下痢，尤其是冰箱裡的飲料、冰的水果或冰棒、冰淇淋等，即使天氣炎熱還是少吃為妙。萬一口渴很想喝飲料時，也儘

飲食習慣小叮嚀

身體一受寒，自律神經容易失調。
溫熱的料理或避免讓身體受寒的料理，才是上上之選。

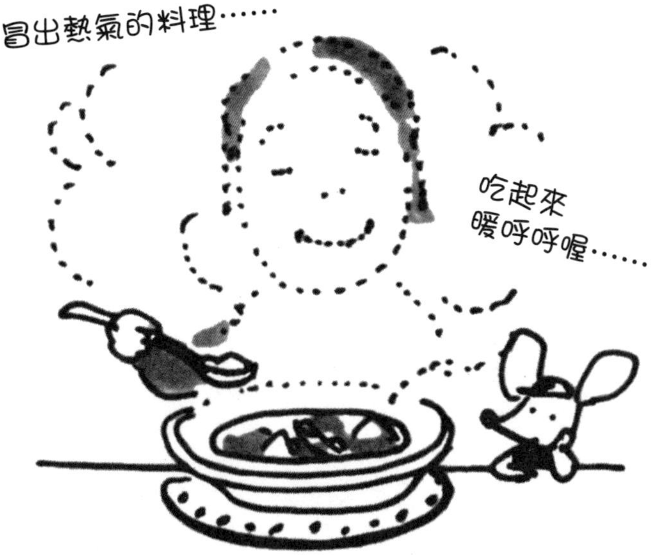

量退冰以後再喝。

若真的想吃冰涼的食物，要搭配一些溫熱的湯菜料理，避免身體過寒。比方說，吃涼拌豆腐要配上熱食或熱湯。

此外，蔬菜盡量不要生吃，煮熟後再吃，身體比較不會虛寒，可以燉煮、熱炒或清燙作成熱蔬菜沙拉。

肉類或魚類所含的蛋白質，是製造肌肉或血液的原料，一經消化可於體內產生熱能，從身體內部打造溫熱的效果，所以每天要適量且持續的攝取。

有機會去喝下午茶，吃冰涼的甜點時，記得再加杯熱紅茶，才能避免身體過寒。

保暖的要訣

在冷氣房，選擇溫熱的午餐配上熱茶水

當外頭的暑氣與開著冷氣的室內溫差很大時，自律神經的功能非常不穩定，身體就容易出現狀況。尤其是溫差超過5℃時，交感神經與副交感神經的切換過程不順，會對自律神經形成很大的負擔。

由於在辦公室很難根據個人需求設定想要的冷氣溫度，只好自己做好「抗寒對策」（P.128）。比方說，午餐要避免吃涼麵或沙拉等會讓身體受寒的食物，改吃溫熱的料理，才能逼出身體內部累積的寒氣。如果吃便當，最好也加碗味噌湯，或飯後泡杯熱茶來飲用。

飲食習慣小叮嚀

避免吃生冷食物，盡量吃溫熱料理。吃便當可加碗味噌湯，效果更好。

88

保暖的要訣

「生薑」擁有絕佳的保暖效果

可溫熱身體最具代表性的食品，莫過於生薑。生薑的溫熱效果，主要來自於裡頭俗稱「薑烯酚」或「薑酮醇」這類的辛辣成分。其中薑酮醇可促進血液循環，改善四肢的畏寒感，從薑酮醇加熱變化而來的薑烯酚，可以從胃腸等身體內部產生溫熱的效果，很適合因自律神經失調出現胃腸不適的患者。

家常做菜不管是熱炒或煮物，都可以加點生薑試試看，另外，可以自製薑茶，把生薑磨成泥狀，依個人喜好加入蜂蜜或檸檬汁，一起倒進鍋裡煮約5分鐘，放涼後裝罐放入冰箱，約可保存1星期。想喝時取出沖點開水，就是好喝又養生的生薑茶了。

飲食習慣小叮嚀

從料理到飲品，可驅寒的生薑如萬能的食材。自備生薑茶沖泡飲用，方便又養生。

「辛辣料理」可促進排汗，刺激體溫調節機能

●辛辣成分可促進血液循環，讓體溫上升，產生禦寒效果

當身體出現「慢性畏寒」的現象，自律神經很容易失去平衡。而當自律神經一失調，在身體負責製造熱能讓體溫上升，以及促進流汗讓體溫下降的體溫調節機能，就變得無法順利運作。

平常容易四肢冰冷、無法好好排汗的人，尤其必須多透過正確的飲食，從內部來溫熱身體，養成排汗的習慣，才能讓自律神經恢復平衡的狀態。以辛香料入菜的料理，特別適合這些患者食用，辛香料裡面所含的辛辣成分，可以活化人體的「褐色脂肪細胞」，這種脂肪細胞存在於頸部周遭、腋下或肩胛骨間等非常侷限的部位。當交感神經一活絡，褐色脂肪就會啟動機制迅速燃燒能量，以產生熱能。

順便一提，人體脂肪除了這種褐色的種類，還有白色的脂肪，而白色脂肪細胞多存在於下腹部、背部、臀部、大腿或內臟周遭等部位，人體會讓多餘的能量以中

飲食習慣小叮嚀

自律神經功能一變弱，身體就不容易排汗。可利用又熱又辣的料理促進排汗，讓體溫上升。

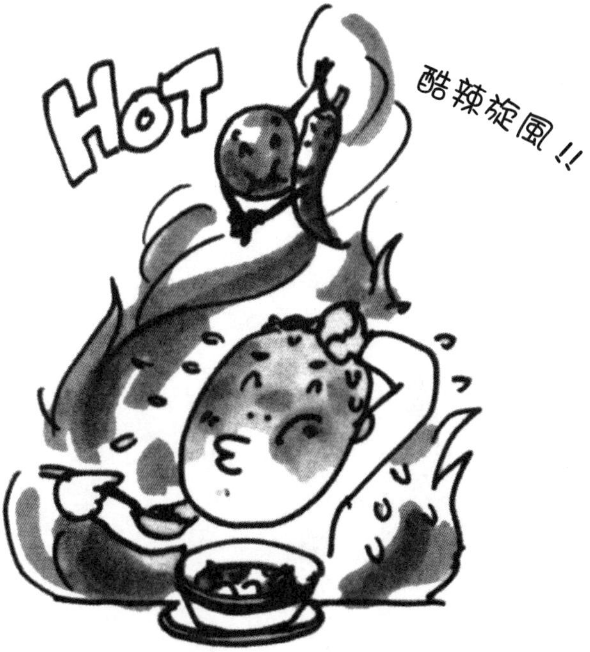

性脂肪的形態囤積於體內。

在許多辛香料中，辣椒所含的辛辣成分「辣椒素」，最具有活化褐色脂肪細胞的效果。近來大量使用辣椒的韓式鍋物料理、泰式料理或中式的酸辣湯等，又熱又辣的口味非常受歡迎。其實，就算是尋常的味噌湯，只要加點辣椒粉提味，也一樣有溫熱身體的效果。如果不太能吃辣或覺得太辣，可加點烏醋來中和辣度。

特別要注意的是，胃腸敏感的人，辛辣料理則不宜多吃。

消除疲勞

「雞胸肉」特有的成分，有助於消除疲勞

●自律神經一失調，容易形成慢性疲勞

本身已經是自律神經失調的患者，若持續處於疲勞狀態，會造成症狀更加惡化，也可能引發新的疾病，要特別注意。平常有機會就要消除疲勞，避免疲勞長期累積於身上。

最近有關疲勞的研究已經證實，在精神或肉體呈現疲勞感時，會產生一種俗稱「疲勞因子ＦＦ（fatigue factor）」的蛋白質。若身體持續累積這種蛋白質，會加速細胞的死亡，疲憊感會變得越來越強。幸好身體裡面還有一種名為「疲勞修復因子ＦＲ（fatigue recover factor）」的物質，可削減疲勞因子ＦＦ的作用力，當這種物質一增加，就比較能消除疲勞。

有一種名為「咪唑縮二胺酸」的胺基酸，有助於抑制ＦＦ生成，增加ＦＲ的數量。而富含這種胺基酸的食品除了旗魚、鮪魚和鰹魚等洄游魚類外，牛肉、豬肉和

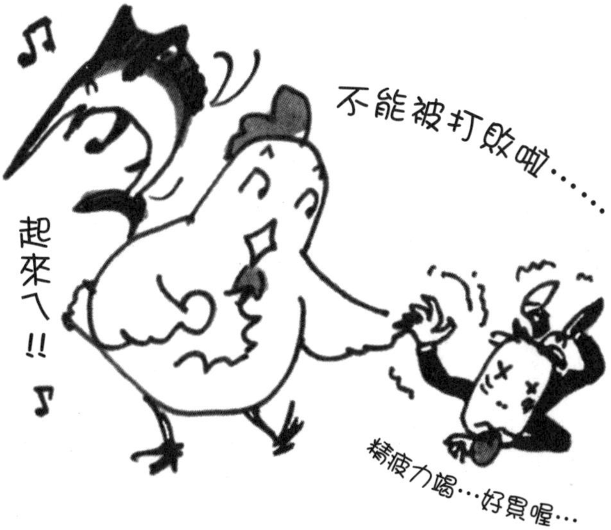

雞肉也含有這種胺基酸，尤其是雞胸肉含量特別多。據說咪唑縮二胺酸消除疲勞的速度，是維生素C的2倍呢！而且將這些食材搭配富含維生素C的食品一起食用，效果更好喔。

比方說，雞胸肉可以跟紅、黃椒或青椒、蘆筍一起烹煮，風味與營養兼具，而且，這種咪唑縮二胺酸很耐熱，就算用炸的也不必擔心營養流失。

飲食習慣小叮嚀

自律神經失調容易出現疲勞、懶散、倦怠感……。

確實增加疲勞修復因子FR，有助於恢復元氣。

91

消除疲勞

「蒜頭」有助於紓解疲勞與畏寒感

容易覺得疲勞、倦怠、淺眠，起床時常殘留著疲憊感——這些都會加重自律神經的負擔。像維生素B_1雖然可以消除疲勞，但它屬於水溶性，攝取過量還是會被排出體外，倒不如吃些蒜頭。

蒜頭含有俗稱「蒜素」的硫化物，若跟維生素B_1結合，會變成特殊的「蒜硫胺素」，可長期留於血液裡，發揮消除疲勞的效果。加上蒜頭本身也含有豐富的維生素B_1，效果更是加倍。

除此之外，蒜頭還能促進腎上腺素分泌，刺激交感神經增進活力，也能擴張微血管，改善血液循環，具有抗寒、溫暖身體的效果。

飲食習慣小叮嚀

蒜素可促進維生素B_1的吸收，消除身體的疲憊感，還能促進血液循環，改善畏寒感。

消除疲勞

「醋」是一種有效補充能量的調味料

米飯或麵包等碳水化合物，可於人體內被分解為葡萄糖，再轉作能量。多餘的葡萄糖則轉為肝醣，儲存於肌肉或肝臟，之後再配合生理需求，轉作活動能量。而這種能量的代謝順不順利，關鍵就在於「檸檬酸」，也稱「枸櫞酸」，像醋、梅乾或檸檬等柑橘類，都含有豐富的檸檬酸，若跟碳水化合物一起攝取，可促進能量的生成，有助於消除疲勞。

另外，檸檬酸還有增加鈣質吸收的作用，並能舒緩因精神疲勞帶來的抑鬱感。平常除了醋拌菜或沙拉沾醬之外，也可以在料理中加點醋，燉煮富含維生素B_1的豬肉或雞胸肉（P.172）。

飲食習慣小叮嚀

檸檬酸可促進肝醣的生成，有效補充消耗掉的能量，消除身體的疲勞。

頭痛

緊張型頭痛可熱敷，偏頭痛可冰敷

●因緊張導致的頭痛可熱敷，促進血液循環

自律神經失調常見的頭痛，常因僧帽肌（從背部延伸到頸部、後腦勺一帶的肌肉）或頭部肌肉僵硬所引起，俗稱「緊張型頭痛」。當心理或生理上的壓力導致肌肉收縮，且交感神經持續處於優勢時，血管也會收縮，造成肌肉的血液循環不良，進而引發頭痛。

這種緊張型頭痛，通常在泡過澡，讓身體變暖之後，緊張獲得舒緩，血液循環變好，自然就能減輕症狀（P.82）。如果不方便泡澡，可以泡手、泡腳（P.86），或更簡單用熱毛巾敷於後頸部，都有溫熱身體的效果。另外，吃些辛辣料理（P.170），也能從體內溫暖身子呢！

●若是偏頭痛，可以冷敷以收縮血管

「偏頭痛」剛好跟「緊張型頭痛」相反，是因為血管擴張所引起。偏頭痛是一

種配合心臟跳動節奏的抽痛感，有時還會出現噁心或嘔吐。當自律神經失調，副交感神經急遽活絡，導致血管擴張，過度刺激血管壁，或者是擴張的血管觸及三叉神經，都是造成偏頭痛的原因。

舒緩偏頭痛的作法很簡單，可將市售的冰袋敷於疼痛的部位，促進血管收縮，即可減輕痛感。但要注意，有時候噁心、想吐或劇烈頭痛，也是腦部重症的前兆，不可輕忽。所以，當出現這類症狀時，最好給醫生檢查比較放心。

熱敷的方法

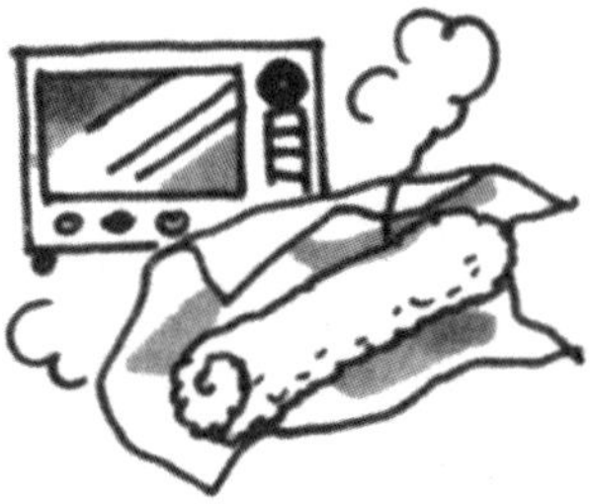

將毛巾打濕後確實擰乾，包上保鮮膜微波加熱 1 分鐘，小心不要燙著。取出後打開保鮮膜，放涼些再用。

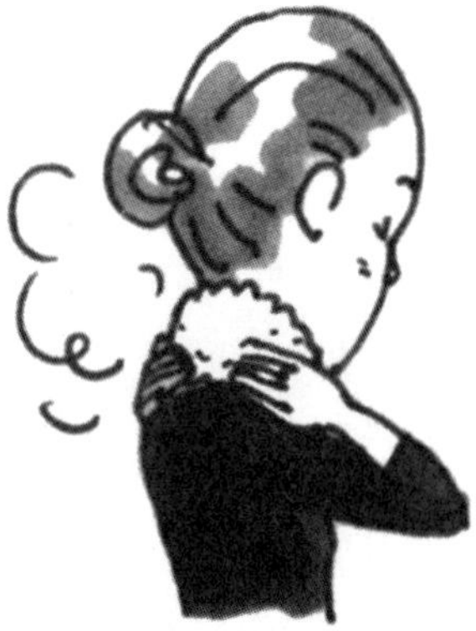

將毛巾摺成適當的大小，放在後頸部熱敷，要定時更換位置以免灼傷。

自我紓解小叮嚀

舒緩緊張造成的頭痛，可熱敷或泡溫水澡，偏頭痛則以冷敷來緩解。

94

眼睛疲勞

熱敷眼肌，全身都能放輕鬆

你常常覺得眼睛疲勞不堪嗎？對科技如此發達，交感神經常處於活絡狀態的現代人來說，這似乎是避免不了的宿命。當交感神經活絡時，眼睛周遭或活動眼球的眼肌就會有緊繃感，導致眼睛深處疼痛，或眼睛霧霧看不清楚。

有些人的眼睛周遭還會感覺冰涼，這時可利用熱毛巾（P.176）熱敷，舒緩緊繃狀態的眼肌，減輕眼球的不適感。熱毛巾裡的蒸氣熱度可滲透皮膚，改善不良的血液循環，等眼睛的症狀獲得改善，心情也比較穩定不煩躁時，副交感神經自然會變得活絡，帶來全身放鬆的正面效果。

自我紓解小叮嚀

熱毛巾輕敷眼睛周遭，可有效消除眼睛的疲勞感。
當副交感神經變得活絡，症狀即可改善，且全身都放鬆！

95

口乾舌燥

伸展舌頭，刺激唾液分泌

負責分泌唾液的唾液腺，也是由自律神經所控制，當自律神經失調時，唾液的分泌量也會減少，導致口乾舌燥、舌頭或黏膜出現疼痛感、口臭加重，甚至連流質食物都不易吞嚥……。

平常要如何靠自己紓解這些不適感呢？首先要用鼻子呼吸，而不用嘴巴呼吸，以避免嘴巴過於乾燥。其次是，吃東西記得細嚼慢嚥（P.136），並以舌尖按壓左右兩頰，用舌頭按摩上下牙齦，並伸展舌頭刺激唾液腺。有時張大嘴巴發出「ㄚ、ㄧ、ㄨ、ㄟ、ㄛ」的聲音，也是一種很好的刺激方法。特殊生病情況不得已時，市面上也有專用的口腔保濕產品，可諮詢醫生後再使用。

自我紓解小叮嚀

自律神經一失調，唾液的分泌量就會減少。多活動舌頭或嘴巴刺激唾液腺，可促進分泌唾液。

肩膀痠痛

透過「頸肌伸展」與「肩胛骨體操」消除痠痛感

●肩膀一帶的肌肉，容易因為緊張而出現痠痛感

「僧帽肌」是從背部延伸到頸部的大肌肉，「肩胛肌」是從肩膀延伸到頸部的肌肉，這兩者都是容易受緊張影響的肌肉群。所以，長時間採相同的姿勢，或因為壓力，導致肌肉持續緊繃，就會造成頸部僵硬或肩膀痠痛，甚至有些人背部還會出現劇痛感……。

針對這類因肌肉緊張所引發的肩膀痠痛，最重要的是利用熱毛巾（P.176）熱敷頸部或肩膀，做做伸展操或體操，以促進血液循環。

當僧帽肌緊繃導致肩膀痠痛時，肩胛骨的活動力會變差，進而影響整個肩膀的動作。這時利用活動左右肩胛骨的體操，可獲得不錯的效果（左頁圖）。隨著痠痛感減輕了，肩膀的動作也會恢復靈活和輕鬆感。

自我紓解小叮嚀

平常保持正確的姿勢，鬆弛頸部與肩膀的緊繃感。

當肩胛骨能順利活動，肩膀的動作也會跟著越來越靈活。

頸肌伸展柔軟操

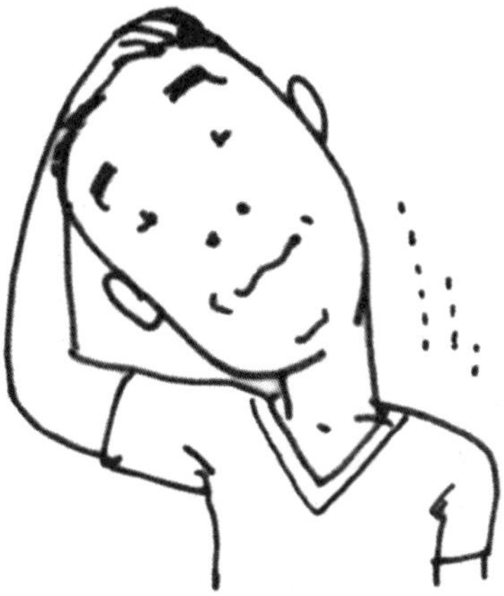

右手輕放於頭部，慢慢將頭往右邊傾倒，右手用點力撐住維持 10 秒鐘，感覺有伸展到左邊的頸肌。接著，右邊的頸肌也依同方式伸展。

肩胛骨繞圈體操

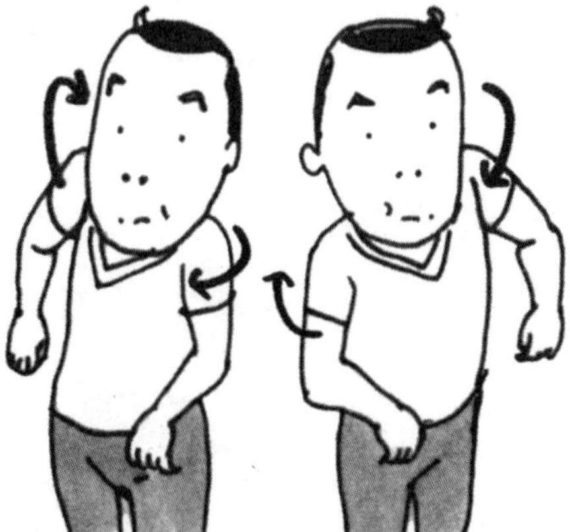

雙手輕鬆放下，左右肩膀輪流往後、往前繞圈圈，每一邊各繞 10 次，必要時彎著手也無妨。可以想像仰式或自由式的肩膀動作，盡量加大動作效果更好。

腰痛

半身浴＋體操＋走路，可以有效改善腰痛的困擾

自律神經失調者常會腰痛，其原因為壓力或畏寒引發的血液循環不良。而腰部周遭的虛寒感，也可能跟骨盆瘀血滯留，或是女性月經不順等婦科疾病有關，要特別注意。若確定不是因為椎間板疝氣或脊柱狹窄症等疾病所引起，幾乎所有的腰痛透過熱敷或適度的運動，就能有效地改善了。

平常多做「半身浴」（P.120）可減輕虛寒感，並要養成每日「做體操」與「走路」的習慣（P.124）。走路時只要稍微張大步伐，確實活動股關節，就能有效促進骨盆裡的血液循環。

用臀部前後移動

膝蓋打直坐著，左右的臀部輪流移動，反覆前進與後退，各做5～10步，30秒內做2遍。這時可感覺到骨盆的動作，能改善腰部肌肉、腹部肌肉與骨盆裡的血液循環，並矯正歪斜的骨盆腔。

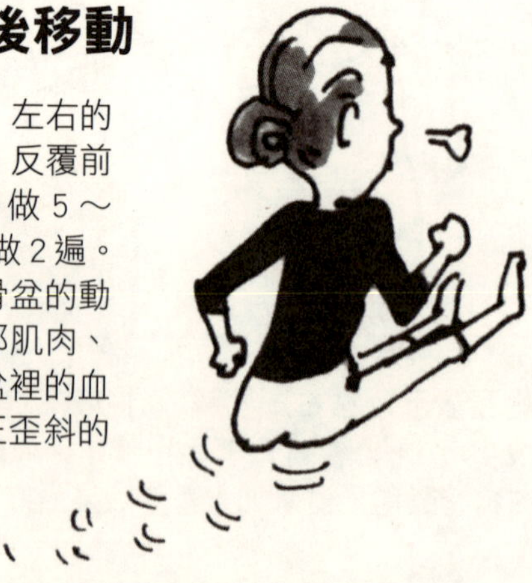

自我紓解小叮嚀

因畏寒或壓力引起腰痛，改善肌肉的血液循環為首要任務。

確實溫熱身體並活動肌肉，即可預防腰痛。

坐著慢慢將上半身往前彎

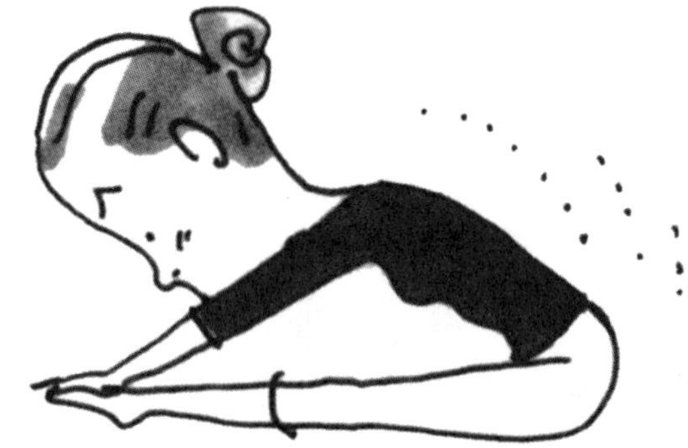

膝蓋打直坐著，邊吐氣，慢慢將上半身往前彎。膝蓋內側要緊貼地板不能抬起來。採自然的呼吸數到 6，恢復原來姿勢，依同方式做 2 遍。像這樣透過腰部、背部肌肉與雙腳內側的伸展，可改善血液循環。

腰部慢慢地大轉圈

雙腳打開與肩同寬，雙手插腰，讓腰部慢慢地大轉圈；往右往左各轉 5 次，總共做 5 遍。

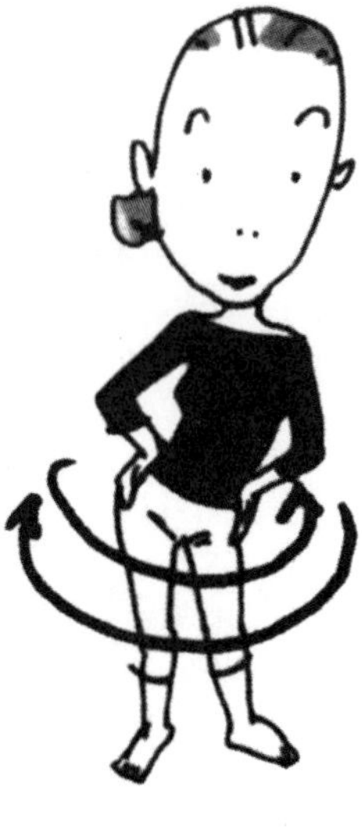

這種動作可鬆弛腰部一帶的肌肉，促進血液循環。加上腹部內側的肌肉也受到刺激，可讓下腹部產生緊實的效果。

倦怠感

刺激「腳底～大腿」，可以改善倦怠感

●血液循環不佳，就無法消除倦怠感

在自律神經失調者的全身症狀中，很多人都會抱怨「身體的倦怠感」。因自律神經失調，全身的血液循環不佳，導致新陳代謝率下滑，身體因老舊廢物囤積，就會容易產生倦怠感，這時，下半身也會常出現瘀血現象。有些症狀，可透過按摩刺激足部，幫忙將血液送回心臟，促進全身的血液循環，減輕疲乏倦怠的感覺。

尤其小腿的肌肉，宛如將血液送回心臟的幫浦，對用雙腳走路的人類來說，可視為「第2顆心臟」，所以，放輕鬆坐下來，從腳底開始按摩，接下來是小腿、大腿，反覆搓揉，彷彿要把末端的血液送回心臟一樣，循序按摩。平常不好睡的人，睡前做做這些按摩讓身體暖起來，也有助於入睡喔！

當然，有些人即使身體感覺倦怠，還是會想做點運動來流流汗，讓身體能更放鬆一些，這時建議大步快走至全身出汗，效果也不錯。

自我紓解小叮嚀

從腳底、小腿到大腿依序按摩，讓血液回到心臟。全身的血液循環變好，代謝率加快，即可改善倦怠感。

1. 敲打腳底

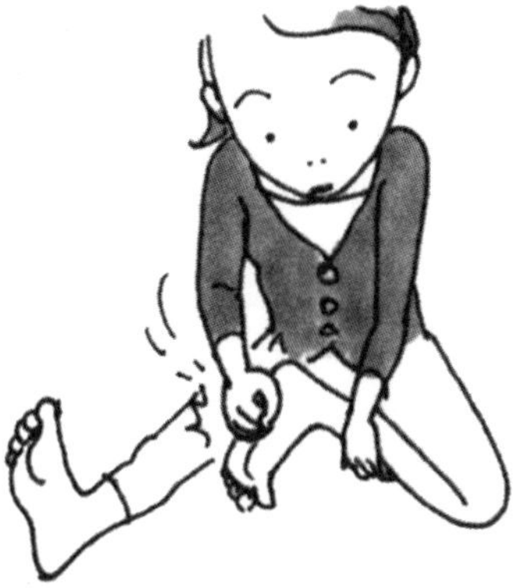

右腳往前伸，並且腳跟打直，左腳彎曲腳底朝上。用整個拳頭敲打腳底，或用雙手指腹按壓腳底，一直做到腳底放鬆。另一腳也如法炮製。

2. 搓揉小腿

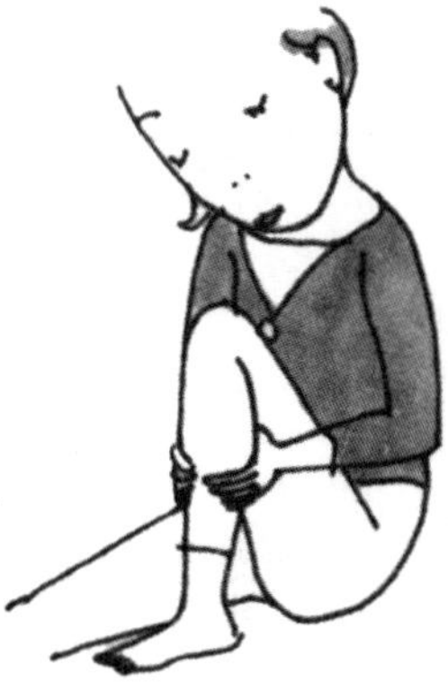

左腳立起，用雙手從腳踝到膝蓋反覆搓揉，另一腳如法炮製。

3. 按摩大腿

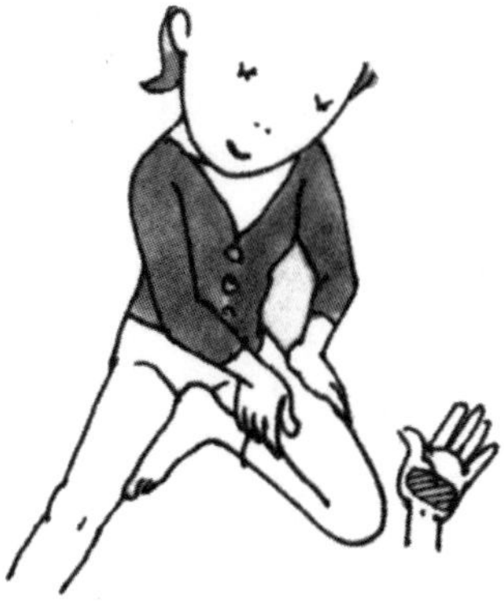

一樣將右腳往前伸，並且腳跟打直，膝蓋彎曲，用手心靠近手腕的肌肉搓揉大腿。從膝蓋到大腿根部「一路到底」，連做數次，另一腳也如法炮製。

99

四肢畏寒、麻痺

透過簡單的「泡手」與「泡腳」促進血液循環

●「泡手」和「泡腳」可促進上半身與全身的血液循環

自律神經一失調，血液循環變差，身體容易畏寒，很多人都會有四肢冰冷的困擾。而且，有些人還會因為血液循環不良，手腳出現麻痺感。雖然一到晚上可以好好泡澡溫熱身體，但早上或白天，總不能隨時想泡就泡吧！這時可以透過「泡手」或「泡腳」的方式改善血液循環，尤其是泡腳更有溫暖身體的功效。

這種「局部泡澡法」，特別適合因生病或受傷不方便全身泡澡的人，加上不用脫去衣物就能泡熱水，上班族或休養中的患者可多多利用。

若想改善更年期自律神經失調的障礙，即更年婦女的代表性症狀「頭昏腦脹」，就很適合常常泡腳。人「頭昏腦脹」時會流汗，所以，大家以為這跟畏寒沒有關係，但中醫卻認為這是該往下半身流的血液，滯留於上半身所引發的畏寒症狀之一。平常容易「頭昏腦脹」者，不妨試一試泡腳法。

自我紓解小叮嚀

不方便泡澡時，可以泡手或泡腳溫熱身體。血液循環變好，也能消除手腳的麻痺感。

泡手可溫暖上半身

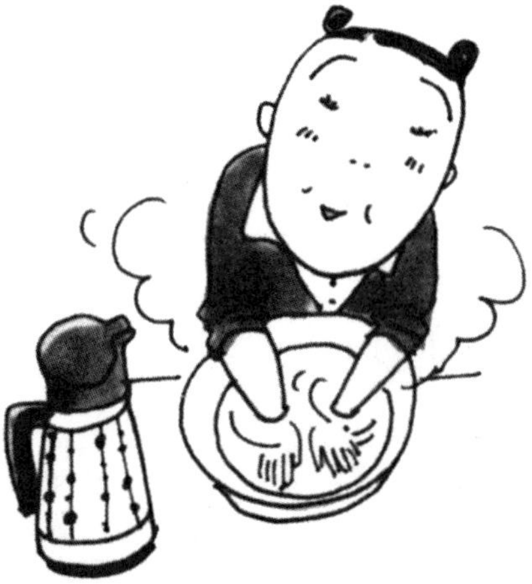

在洗手檯或臉盆倒入 40℃的熱水，放入雙手泡到手腕。水溫要保持在 40℃，泡約 10 分鐘。

泡腳可溫暖全身

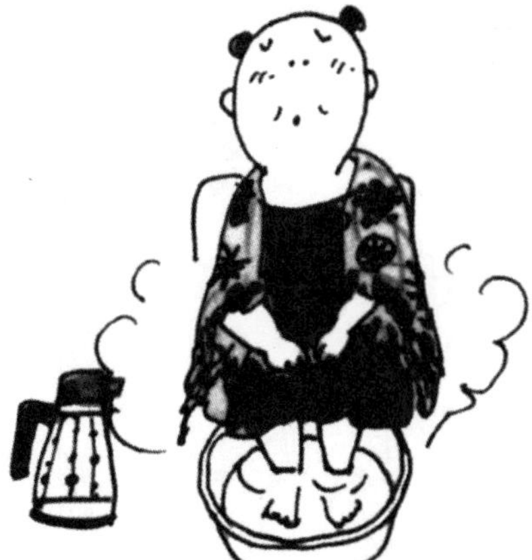

在大臉盆或泡腳桶倒入 40℃的熱水，放入雙腳泡到腳踝。水溫要保持在 40℃，泡約 10 分鐘。

100

突然肚子痛、有便意

必備止瀉劑，以防搭車時突然想上廁所

●做好萬全的準備再出門比較安心

「大腸激躁症」有很多不同類型，可能是下痢型、便秘型或下痢與便秘交錯出現的類型。而在上班途中或外出地點最感困擾的症狀，應該就是突然間出現腹痛的下痢型。所以，有很多大腸激躁症的患者，會事先在車站或百貨公司確認廁所的位置，深怕便意出現時，慌張之際卻找不到廁所可用的窘境……。

儘管如此，在上班或上學的電車或公車裡，如果突然出現便意時，「下不了車」的恐懼感，與擔心遲到的不安感更是壓力，也會讓便意變得更強烈。於是，很多患者又得有應變之道，例如「早點出門，以免中途下車上廁所會遲到…」或者是「搭每站都停的區間車…」。

為了應付在車站間出現便意的緊急狀況，還是事先準備「應急的方法」心裡比較輕鬆吧！比方像戴上耳機聽點輕音樂，或玩點輕鬆的小遊戲，設法讓自己從肚子的狀況「轉移注意力」於其他事物上，可以有效減輕不少壓力呢！

有患者隨身帶著「止瀉劑」，也能讓自己比較安心，有助於減少便意，最近還有不需配水即可服用的止瀉劑問市，使用更加方便。請跟主治醫師談一談，選擇適合自己的處方簽，讓自己能每天都安心地去上班上課。

●平常就要注意肚子的保暖

腰腿處的虛寒感，也可能引發下痢的症狀，平日要多注意肚子的保暖。怕冷的人可戴上腹帶保暖，或在肚子、腰部貼上暖暖包。想穿衛生褲的話，選稍微寬鬆的類型，避免因衣物過緊，導致下半身血液循環不良而引起畏寒感。

此外，在炎熱的夏季吹冷氣時也要注意。要選擇容易吸濕排汗的內衣褲，避免過多的汗水滯留身上，導致身體畏寒。另外，可在冷氣房裡穿件薄外套，不要讓冷氣直接接觸肌膚（P.128）。

自我紓解小叮嚀

自備「止瀉劑」當作護身符，出門可以感到更安心。

平常要多注意肚子的保暖，腹部和下肢不可受寒。

憂鬱症

現代人幾乎都有「假性憂鬱症」，要特別注意自律神經的健康

●自律神經失調的症狀一直無法改善時

自認是自律神經失調患者，準備接受一連串的治療，或是已嘗試本書所介紹的各種「自我紓解法」，卻一直無法改善種種不適的症狀……，這時，要考慮自己可能已罹患「憂鬱症」，請及早到身心科等門診接受詳細的檢查。

●憂鬱症不只是精神症狀，也會有生理症狀

一提到「憂鬱症」，大家就會聯想到「心情憂鬱，情緒低落…」「凡事都提不起勁…」這類的精神症狀，但不只如此，很多憂鬱症患者也會出現身體倦怠、頭痛、肩膀痠痛、暈眩或心悸等生理症狀。尤其是輕微的憂鬱症，大部分都出現生理方面的不適症狀，精神症狀並不明顯。像這種乍見之下看不出是憂鬱症，而被生理症狀所掩蓋

評估憂鬱症的重點

▼注意憂鬱症特有的精神症狀

① 情緒上出現障礙
情緒持續低落，缺乏元氣，越來越無力且顯得憂鬱。

② 意志與行動上出現障礙
缺乏氣力，凡事都提不起勁。

③ 興趣與關心上出現障礙
家裡的報紙看都不想看，做原本喜歡的事卻變得一點也不開心。

★失眠、食慾不振及其它症狀，和精神症狀持續 2 週以上，建議就醫做詳細評估。

的憂鬱症，稱之為「假性憂鬱症」。

假性憂鬱症患者除了反應出生理症狀，檢查時仔細凝聽，還會發現憂鬱症特有的精神症狀，可初步診斷為「假性憂鬱症」。這時可將患者視為憂鬱症並開始治療，在這之前引起不適的生理失調症狀，經過持續的治療之後，憂鬱症本身的精神障礙也能獲得改善。

身處充滿壓力的現代，「憂鬱症」是誰都可能得到的疾病，但只要接受適當的治療，它也是一種治療效果良好的疾病。請抱持信心，好好保養神經系統的健康與平衡！

自我紓解小叮嚀

無法治癒的自律神經生理失調症狀，可能是「假性憂鬱症」。接受適當的精神與整體生活治療，才是康復的根本之道。

主要的參考資料

《心理醫師教你的救心好話》伊藤克人著（大和出版）
《職場心理術必讀寶典》伊藤克人著（保健同人社）
《大腸激躁症治療事典》伊藤克人著（主婦與生活社）
《剖析大腦的構造》中村克樹監修（新星出版社）
《壓力的科學與健康》二木銳雄著（共立出版）
《醫師認可的芳香療法功效》川端一永著（河出書房新社）
厚生勞働省官網
文部科學省官網

國家圖書館出版品預行編目資料

1日5分鐘，搞定自律神經失調！自己就做得到！/ 伊藤克人監修. -- 三版. -- 新北市：方舟文化出版：遠足文化事業股份有限公司發行, 2022.09
面；　公分. --（名醫圖解；AHD6014）
譯自：自律神経失調症を改善する特効法101
ISBN 978-626-7095-55-3(平裝)
1.CST: 自主神經系統疾病
415.943　　111009247

讀書共和國出版集團
社長　郭重興
發行人兼出版總監　曾大福
業務平臺總經理　李雪麗
業務平臺副總經理　李復民
實體通路協理　林詩富
網路暨海外通路協理　張鑫峰
特販通路協理　陳綺瑩
實體通路經理　陳志峰
印務部　江域平、黃禮賢、李孟儒

名醫圖解　0AHD6014

1日5分鐘，
搞定自律神經失調！自己就做得到！

監　　修　伊藤克人
美術設計　比比司設計工作室
內文排版　黃鈺涵
文字協力　唐　芩
責任編輯　林淑雯
主　　編　林潔欣（初版）、唐芩（二版）、林雋昀（三版）
行銷主任　許文薰
總 編 輯　林淑雯

出 版 者　方舟文化出版
發　　行　遠足文化事業股份有限公司
231 新北市新店區民權路108-3號6樓
電　　話｜(02)2218-1417
傳　　真｜(02)8667-1851
劃撥帳號｜19504465
戶　　名｜遠足文化事業股份有限公司
客服專線｜0800-221-029
E-MAIL｜service@bookrep.com.tw
網　　站｜www.bookrep.com.tw/newsino/index.asp

印　　製　通南彩印股份有限公司　電話：(02)2221-3532
法律顧問　華洋法律事務所　蘇文生律師
定　　價　360元
三版一刷　2022年9月

JIRITSUSHINKEI SHICCHOSHO WO KAIZEN SURU TOKKOHO 101
by KATSUHITO ITO